DESTINÉES A

L'ENSEIGNEMENT DE LA BACTÉRIOLOGIE

PUBLIÉES PAR L'INSTITUT PASTEUR, DE PARIS

TEXTE EXPLICATIF
PAR LE Dr BORREL

EN 3 LANGUES
(Français-Anglais-Allemand)

MASSON et Cie, Éditeurs, Libraires de l'Académie de Médecine
120, BOULEVARD SAINT-GERMAIN, A. PARIS

BACTÉRIACÉES

BACTÉRIACÉES

Les 2 planches donnent le schéma des principales formes bactériennes, suivant une classification sans prétention systématique (qui n'est pas de mise lorsqu'il s'agit d'espèces bactériennes), simple mesure d'ordre, basée uniquement sur la forme des éléments, dans les conditions les plus ordinaires de l'examen du microbe.

On a distribué les bactéries en :

Planche I
- Formes rondes. . . . = Cocci.
- Formes allongées. . . = Bacterium, Bacillus, Leptothrix.
- Formes incurvées. . . = Vibrio, Spirillum, Spirochæte.

Planche II
- Formes filamenteuses, différenciées à un pôle. = Beggiatoa, Cladothrix, Crenothrix.

Planche I

Dans le groupe des cocci, rentrent les formes :

micrococcus . . = formes isolées ou en voie de division (diplococci) ;
staphylococcus. = formes en amas irréguliers ;
streptococcus . = formes en chaînettes ;
merista . . . . = division et groupement suivant deux directions ;
sarcina . . . . = division et groupement suivant trois directions.

Parmi les formes allongées, on distingue :

1° Bacterium ou cocco-bacillus : éléments ovoïdes à diamètre longitudinal très variable, tantôt très court, tantôt très long ;

Strepto-bacterium : lorsque les éléments divisés restent bout à bout et forment des chaînettes ;

(I)

BACTERIACEEN

Die Tafeln geben das Schema der hauptsächlichsten Bacterienformen gemäss einer Klassificirung, die jedoch nicht Anspruch auf Systematisirung erhebt, welche ja bei Bacterienarten nicht angewendet werden kann. Es ist eine einfache Massregel, um eine gewisse Ordnung hineinzubringen, die sich ausschliesslich auf die Form der einzelnen Elemente unter den gewöhnlichen Untersuchungsbedingungen der Mikroben stützt.

Man hat die Bacterien eingetheilt in :

Tafel I
- runde Formen . . . . = Coccen.
- längliche Formen. . . = Bacterium, Bacillus, Leptothrix.
- gebogene Formen . . = Vibrio, Spirillum, Spirochäten.

Tafel II
- Fadenformen an einem Pol differenzirt. . . = Beggiatoa, Cladothrix, Crenothrix.

Tafel I

In die Gruppen der Coccen sind einzureihen :

Micrococcus . . = einzelne oder in Theilung begriffene Formen (Diplococcen) ;
Staphylococcus. = Formen mit unregelmässiger Haufenbildung ;
Streptococcus . = Kettenformen ;
Merista . . . . = Theilung und Gruppirung in zwei Richtungen ;
Sarcina . . . . = Theilung und Gruppirung in drei Richtungen.

Unter den länglichen Formen unterscheidet man :

1.) Bacterium oder Coccobacillen : ovoide Elemente mit einem sehr wechselnden, das heisst bald sehr kurzen, bald langen Längsdurchmesser ;

Streptobacterium : wenn die getheilten Elemente aneinander haften bleiben und Ketten bilden ;

BACTERIA

These plates give a schema of the principal forms of bacteria under a classification, which has no pretence of being systematic (this cannot be when bacteria are concerned), but which is necessary for the sake of order ; it is simply based on the forms under which the microbes appear in the most ordinary conditions of examination.

The bacteria have been divided in :

Plate I.
- globules . . . . = Cocci,
- rods, ... = Bacterium, Bacillus, Leptothrix.
- incurved . . . . = Vibrio, Spirillum, Spirochœtes.

Plate II.
- filaments with one end differenciated. . . . = Beggiatoa, Cladothrix, Crenothrix.

Plate I

Are to be considered as cocci :

micrococcus . . = single or in the act of fission ;
staphylococcus. = irregular heaps ;
streptococcus . = small chains ;
merista . . . . = division and clustering in two directions ;
sarcina . . . . = division and clustering in three directions.

Are to be considered as rods :

1° Bacteria or Cocco-bacilli : ovoid ; the longitudinal diameter is either very long or very short ;

Strepto-bacterium : when the articles after division are opposed by their ends and form chains ;

2° Bacillus : éléments en forme de bâtonnets, avec les formes sporulées : Clostridium, etc. ;

Strepto-bacillus : lorsque les éléments divisés restent bout à bout ;

3° Leptothrix : ou bactéries filamenteuses.

Parmi les formes incurvées :

1° Vibrio : éléments en forme de virgule (cils isolés aux pôles) ;

2° Spirillum : éléments plusieurs fois incurvés (quelquefois bouquet de cils aux pôles) ;

3° Spirochaetes : éléments spiralés à corps contractile.

BACTÉRIACÉES

Planche II

BACTÉRIACÉES FILAMENTEUSES
AVEC DIFFÉRENCIATION ET FIXATION A UN PÔLE

1° Beggiatoa et Thiotrix : sulfo-bactéries, sous forme de filaments cloisonnés, sans ramifications, avec grains de soufre ;

2° Crenothrix : ferro-bactéries filamenteuses, fixées, entourées d'une gaine muqueuse ; le contenu des différents segments se divise suivant les 3 directions de l'espace, en donnant des corps arrondis, capables de donner de nouveaux filaments ;

3° Cladothrix : filaments englobés dans une gaine muqueuse commune, avec fausse dichotomie.

STREPTOTHRIX

Les streptothrix, à filaments ramifiés, ne font pas partie des Bactériacées ; leur mode de développement doit les faire ranger parmi les Champignons.

2.) Bacillus : Stäbchenförmige Elemente mit der Untertheilung von sporentragenden Elementen : Clostridium, etc. ;

Streptobacillus ; wenn die getheilten Elemente aneinander haften bleiben ;

3.) Leptothrix : fadenförmige Bacterien.

Unter den gebogenen Formen unterscheidet man :

1.) Vibrio : Elemente in Kommaform (einzelne Cilien an den Polen) ;

2.) Spirillum : mehrfach gekrümmte Elemente (manchmal ein Haufen von Cilien an den Polen) ;

3.) Spirochäten : spiralig sich zusammenziehende Elemente.

BACTERIACEEN

Tafel II

FADENFÖRMIGE BACTERIACEEN MIT
DIFFERENCIRUNG UND FIXIRUNG AN EINEM POL

1.) Beggiatoa und Thiothrix : Schwefelbakterien, in Form von mit Scheidewänden versehenen, unverzweigten Fäden, die Schwefelkörner enthalten ;

2.) Crenothrix : Eisenbakterien in Fadenform, die von einer Schleimhülle umgeben sind ; der Inhalt der verschiedenen Segmente teilt sich nach den drei Raumrichtungen und, um rundliche Körper zu bilden, aus denen wieder Fäden werden.

3.) Cladothrix : Fäden, die in einer gemeinsamen Schleimhülle stecken, mit falscher Verästelung.

STREPTOTHRIX

Die Streptothrixformen mit sich verästelnden Fäden gehören nicht zu den Bacteriaceen. Ihre Art der Entwicklung muss sie unter die Pilze einreihen.

2° Bacilli : rods ; spore-formation such as clostridium, etc.

Strepto-bacillus : when the articles remain end to end after fission ;

3° Leptothrix : or bacteria in form of filaments.

Are to be considered as incurved :

1° Vibrio : form of a coma (single flagellum at each pole) ;

2° Spirillum : screw form (sometimes a cluster of filaments at each pole) :

3° Spirochaetes : contractile spirals.

BACTERIA

Plate II

ARE TO BE CONSIDERED AS FILAMENTS
WITH ONE END DIFFERENCIATED

1° Beggiatoa and Thiotrix : sulfo-bacteria, affecting the form of filaments with septum, without ramifications and containing grains of sulfur.

2° Crenothrix : ferro-bacteria, fixed, enclosed by a mucous sheath ; the enclosed substance of each segment is divided in 3 directions, then forming round bodies capable of producing new filaments.

3° Cladothrix : filaments enclosed in one mucous sheath, with pseudo-dichotomia.

STREPTOTHRIX

Streptothrices with ramified filaments are not considered as Bacteriaceae but must be classed with fungi.

CHAMPIGNONS

MOISISSURES

La planche montre les appareils conidiens ou sporifères des moisissures les plus communes :

1° Penicillium ;
2° Aspergillus ;
3° Mucor.

1° *Penicillium glaucum.* — Le *Penicillium glaucum* donne sur les fruits acides, sur beaucoup de matières organiques en voie de décomposition, des efflorescences verdâtres ; du thalle cloisonné, partent verticalement des groupes de filaments conidiens qui se réunissent en petites houppes visibles à l'œil nu, et qui peuvent facilement être examinées au microscope ; chaque filament, après un certain nombre de dichotomies, porte des chaînettes de spores et l'ensemble du petit appareil conidien a été très exactement reproduit dans la planche. — Le Penicillium est un Ascomycète.

2° *Aspergillus.* — Les Aspergillus appartiennent aussi au groupe des Ascomycètes. Sous le nom d'Aspergillus niger, Raulin a décrit et étudié un champignon pour lequel il a réalisé un milieu de culture tout à fait propice : le liquide de Raulin ; sur ce milieu minéral, sucré, légèrement acide, la moisissure pousse abondamment en peu de temps et donne un thalle épais qui couvre toute la surface du liquide. Bientôt des filaments sporifères se dressent verticalement, à tête renflée, portant sur des stérigmates de la columelle, des chaînettes radiées de spores blanches d'abord, puis noires. — Le thalle du Champignon est cloisonné.

3° *Mucor.* — Les Mucor appartiennent à un groupe tout à fait différent, sans cloisonnement du thalle : les Oomycètes. On a très facilement des cultures de Mucor : sur du pain mouillé gardé à 20 degrés, il se développe rapidement des houppes blanches, cotonneuses qui donnent bientôt, à l'extrémité de certains filaments isolés, des appareils sporifères ; le sporange est constitué par le renflement terminal d'un filament, ou columelle, portant une série de spores encloses dans une membrane déhiscente lors de la maturation des spores.

SCHIMMELPILZE

Die Tafel zeigt die conidien- oder sporentragenden Theile der gewöhnlichsten Schimmelpilze.

1.) Penicillium ;
2.) Aspergillus ;
3.) Mucor.

1. *Das Penicillium glaucum* gibt auf sauren Früchten, auf vielen organischen Substanzen, die in Zersetzung begriffen sind, grünliche Wucherungen. Vom wändetragenden Thallus gehen vertical die Gruppen von Conidienfilamenten aus, die sich in kleinen, mit freiem Auge sichtbaren Büscheln vereinigen, und die man leicht unter dem Mikroskope untersuchen kann. Jedes Filament trägt, nach einer Anzahl von Gabelungen, Ketten von Sporen. Die Tafel gibt ein getreues Gesammtbild des kleinen Conidienorganes. Das Penicillium ist ein Ascomycet.

2. *Der Aspergillus* gehört auch der Gruppe der Ascomyceten an. Raulin hat unter dem Namen Aspergillus niger einen Pilz untersucht und beschrieben, für welchen er einen ganz besonders geeigneten Nährboden ersonnen hat : die Raulin'sche Flüssigkeit. Der Schimmelpilz wächst auf diesem mineralischen, zuckerhaltigen und leicht sauren Nährboden ausserordentlich leicht in kurzer Zeit und gibt einen dichten Thallus, der bald die ganze Oberfläche der Flüssigkeit überdeckt. Bald erheben sich senkrechte sporentragende Fäden, die am Ende anschwellen und auf Trägern, auf der Columella strahlenförmige Ketten von weissen Sporen tragen, welche später schwarz werden. Der Thallus dieses Pilzes ist mit Scheidewänden versehen.

3. *Mucor* gehört einer ganz verschiedenen Gruppe an, deren Thallus keine Theilung durch Zwischenwände zeigt : die Oomyceten. Man verschafft sich sehr leicht Mucorculturen auf angefeuchtetem Brode, das bei einer Temperatur von 20° aufbewahrt wird. Auf der Oberfläche des Brodes entwickeln sich weisse, baumwollartige Büschel, die in kurzer Zeit an ihrem Ende einzelne Fäden, die Sporenapparate darbieten. Die Sporangie ist durch die endständige Anschwellung eines Filamentes oder Columella gebildet, welche einen Haufen von Sporen in einer Hülle verschlossen trägt, welche letztere zur Zeit der Reifung der Sporen platzt.

MOULD-FUNGI

This plate shows the conidia-bearers or spore-bearers of commonest mould-fungi.

1° Penicillium ;
2° Aspergillus ;
3° Mucor.

1° *Penicillium glaucum* occurs on acid fruit and on many decomposed organic substances as a greenish mould ; from the mycelium divided by partitions start vertical groups of conidia filaments united in small tufts visible with the naked eye and easily examined under the microscope ; after a certain number of subdivisions each filament develops into chains of spores. The whole of the conidia-bearer is exactly illustrated in this plate. Penicillium is an ascomycetes.

2° *Aspergilli* are equally ascomycetes ; under the name of Aspergillus niger, Raulin has studied and described a fungus for which he has combined an exceedingly favourable liquid media, the liquid of Raulin. On this mineral, sweet and slightly acid media, this mould flourishes very rapidly and develops a thick mycelium which soon covers the whole surface. Soon spore-bearing filaments start vertically ; their enlarged ends carry on the columella radiated chains of spores which are first white, and turn black later on. The mycelium is divided by partitions.

3° *Mucor* belong to a quite different group in which the mycelium is non-divided, the Oomycetes.

Mucor flourishes easily on wet bread kept at a temperature of 20° Centigr. ; it grows on the surface of the bread in white spungy tufts, spore-bearers soon appear at the end of some of the solitary filaments ; the sporangia is constituted by the enlarged end of a filament or columella which carries a series of spores clothed with a membrane, but eventually set free when grown to their full development.

CHARBON

CHARBON

La bactéridie charbonneuse a été un des premiers microbes étudiés au point de vue bactériologique. Elle est facile à voir, même à l'état frais, dans les tissus ; elle se cultive aisément et reste toujours, dans l'enseignement de la bactériologie, l'objet d'étude le plus facile ; l'étude du bacillus anthracis sert d'introduction à la connaissance des microbes pathogènes.

C'est pour cela que, dans cette collection, on a consacré au charbon un certain nombre de planches montrant, après coloration, l'aspect du microbe dans les cultures ou dans les tissus.

Le bacillus anthracis est pathogène pour beaucoup d'espèces animales. Dans certains pays, avant l'introduction des méthodes de vaccination, le charbon causait beaucoup de pertes dans les élevages ; le mouton, le cheval, le bœuf sont surtout atteints ; ils contractent la maladie charbonneuse en ingérant avec les aliments des spores du microbe.

On peut, au laboratoire, facilement reproduire la maladie chez les petites espèces animales : cobaye, lapin, etc.

L'homme peut être atteint ; les bergers, les bouchers et, d'une façon générale, toutes les personnes en contact avec des animaux charbonneux contractent quelquefois la pustule maligne ; le malade succombe, dans certains cas, à la généralisation du microbe dans le sang.

Chez l'homme ou chez les animaux, la mort arrive toujours à la suite d'une pullulation considérable de la bactéridie charbonneuse dans les vaisseaux. — Le sang est virulent, et il est facile de reproduire la maladie, en inoculant aux animaux une trace de sang.

On fait des cultures de la bactéridie en ensemençant une goutte de sang en bouillon stérilisé ou à la surface de la gélose.

Dans le bouillon, la bactéridie donne de longs filaments, formés d'articles bout à bout, agglomérés, et le liquide reste clair.

(11)

MILZBRAND

Der Milzbrandbacillus war einer der ersten Microben, der bacteriologisch untersucht wurde. Er ist unschwer in den Geweben zu sehen, sogar in ungefärbtem Zustande ; er kann leicht gezüchtet werden, bleibt deshalb im Unterrichte der Bacteriologie das leichteste Studium-Object und dient zur Einführung in die Kenntniss der pathogenen Microben.

Aus diesem Grunde haben wir in dieser Sammlung dem Milzbrandbacillus eine grössere Anzahl von Tafeln gewidmet, die das Aussehen des gefärbten Microben in den Geweben oder den Culturen zeigen.

Der Milzbrandbacillus ist für viele Thierarten krankheitserregend. Vor der Einführung der Milzbrandimpfung verursachte der Bacillus grosse Schäden in dem Thierbestande mancher Länder. Das Schaf, das Pferd, das Rind sind für ihn besonders empfindlich : sie nehmen mit der Nahrung die Milzbrandsporen in sich auf und werden so krank.

Man kann experimentell die Krankheit leicht bei den kleineren Thierarten, dem Meerschweinchen, Kaninchen u. s. w. erzeugen.

Auch der Mensch kann von ihr ergriffen werden ; so zeigen Hirten, Fleischhauer und im Allgemeinen alle jene Personen, die mit milzbrandkranken Thieren zu thun haben, manchmal die Milzbrandpustel ; der Kranke erliegt in manchen Fällen septikämisch durch Ueberschwemmung des Blutes mit Bacillen.

Sowohl beim Menschen wie beim Thiere wird der Tod stets in Folge der bedeutenden Vermehrung des Bacillus im Blutgefässsysteme hervorgerufen. Das Blut ist virulent und es ist leicht, die Krankheit zu erzeugen, wenn man Thieren eine Spur solchen Blutes einimpft.

Man züchtet den Bacillus durch Verimpfen eines Tropfen von Blut in sterile Bouillon oder auf der Oberfläche von Agar.

In ersterer gibt der Bacillus lange Fäden, welche durch endständig verklebte Microben geformt werden ; die Flüssigkeit bleibt klar.

ANTHRAX

Bacillus anthracis was one of the first microbes studied from a bacteriological point of view, it is easily seen, even when fresh and in the tissues ; it cultivates readily and is always considered as the easiest subject for the teaching of bacteriology. The study of bacillus anthracis serves as an introduction to the knowledge of microbes associated with disease.

In this collection, a certain number of plates have been reserved to anthrax, showing after staining the aspect of the microbe either in culture or in the tissues.

The bacillus anthracis is pathogenic for many species of animals. In certain countries, before vaccination had been introduced, bacillus anthracis was the cause of great losses in breeding ; sheep, horses and cattle are the most frequently attacked, the disease being contracted whilst feeding, by the ingestion of spores.

Experimentally the disease may be easily obtained in small animals such as guinea-pigs, rabbits, etc....

Man may be afflicted ; herdsmen, butchers and in general all people in contact with contaminated animals are liable to fall victims to local anthrax, while in some cases death is due to the extension of the microbe in the patients blood.

Death is always brought on by a considerable multiplication of bacillus anthracis in the blood-vessels. Blood is virulent and the disease may be easily produced in animals by inoculating with a hardly perceptible drop of blood.

Cultures of the bacteria are obtained by inoculating sterilised broth, or the surface of gelose with a drop of blood.

In sterilised broth, the bacteria show long filaments due to segments assembled together end to end, and the liquid remains pure.

Planche II[1]

COLONIE SUR GÉLATINE

La bactéridie charbonneuse, ensemencée en gélatine coulée en plaque dans une boîte Pétri, donne, au bout de 48 heures, des colonies tout à fait typiques, où les filaments se groupent en torsades très élégantes, figurant assez bien des nattes de cheveux enchevêtrées. La planche II représente une de ces colonies, après coloration par le violet de gentiane.

La préparation est obtenue par la méthode des lamelles plaquées. — Dans une boîte Pétri, où un certain nombre de colonies se sont développées en surface, on choisit la colonie la plus typique et la plus superficielle, et on laisse tomber dessus une lamelle légèrement chauffée; en enlevant la lamelle, on enlève en même temps, adhérente, la colonie choisie; on laisse dessécher sur la lamelle, on fixe à la chaleur, puis on colore par la méthode de Gram; ce genre de préparation est tout à fait démonstratif.

La disposition des filaments caractérise la colonie charbonneuse.

Planche III

FORMATION DES SPORES

La bactéridie charbonneuse donne en dehors de l'organisme, dans certaines conditions, des germes très résistants, des endospores.

La spore du bacillus anthracis a été découverte par Koch, qui, pour la première fois, l'a vue dans des cultures en goutte pendante d'humeur aqueuse.

Chez l'animal, malade ou mort, la spore ne se produit pas; elle ne se forme que dans le milieu extérieur, en présence de l'oxygène de l'air et à certaines températures.

Pour reproduire l'expérience de Koch, on ensemence une trace de sang charbonneux dans de l'humeur aqueuse recueillie aseptiquement et on fait les gouttes

1. La planche I n'existe pas.

Tafel II[1]

CULTUR IN GELATINE

Der in Gelatine verimpfte und hierauf in Petri'sche Schalen ausgegossene Microbe gibt nach 48 Stunden höchst typische Kolonien, in welchen die Fäden sich zu sehr eleganten Krümmungen gruppiren und so verfilzten Haarzöpfen ähneln. Die Tafel II zeigt eine dieser Kolonien nach Färbung mit Gentianaviolett.

Die Präparation wurde mittels Klatschpräparates erhalten. Man wählt in einer Petri'schen Schale, wo sich auf der Oberfläche zahlreiche Colonien gebildet hatten, die typischste und oberflächlichste, und lässt darauf ein leicht erwärmtes Deckglas fallen. Beim Entfernen desselben nimmt man auch gleichzeitig die daran haftenden Kolonien mit, welche man trocknen lässt, fixirt dann durch Durchziehen in der Flamme, um hierauf nach der Gram'schen Methode zu färben. Diese Art der Darstellung von Präparaten ist sehr lehrreich.

Die Lagerung der Fäden ist für die Milzbrandcolonie charakteristisch.

Tafel III

BILDUNG VON SPOREN

Der Bacillus gibt ausserhalb des Organismus unter gewissen Bedingungen widerstandfähige Keime, Endosporen.

Die Milzbrandsporen wurden von Koch entdeckt, der sie zum ersten Male in Hängetropfculturen, die in Augenkammerflüssigkeit gemacht wurden, sah.

Beim kranken oder todten Thiere kommt es zu keiner Bildung von Sporen; diese tritt erst ausserhalb des Organismus in Gegenwart von Luft-Sauerstoff und bei gewissen Temperaturen auf.

Um das Experiment von Koch nachzumachen, impft man eine Spur von Milzbrandblut in steril gewonnene Augenkammerflüssigkeit und macht hängende

1. Es giebt keine Tafel I.

Plate II[1]

COLONIES ON GELATINE

By inoculating gelatine and pouring it out in one of Petri's dishes, bacillus anthracis 48 hours afterwards grows in colonies which are quite typical; the filaments are twisted up in elegant strands resembling plaits of hair entangled together.

Plate n° II shows one of these colonies after staining with gentian violet.

This preparation is obtained by making a cover-glass impression. A cover-glass slightly heated is carefully deposited on a typical colony chosen in one of Petri's dishes; by carefully lifting the cover-glass the chosen colony sticks to it, it is then allowed to dry, passed through the flame three times and stained by Gram's method. This method gives a perfectly demonstrative preparation.

The filaments are quite characteristic of bacillus anthracis colonies.

Plate III

FORMATION OF SPORES

When placed in certain conditions and out of the organism, b. anthracis forms very resistant germs known under the name of endospores.

The b. anthracis spore was seen for the first time by Koch in drop cultivations of aqueous humour.

A free access to oxygen and a rather high temperature being necessary, b. anthracis does not form spores in a dead or an ill animal.

To renew Koch's experiment aqueous humour gathered aseptically is inoculated with a minute drop of blood and drop cultures are made by disposing a sterilised cover-glass over an excavated slide; the cover-glass is lined with vaseline to prevent evapo-

1. There is not Plate I.

pendantes, sur lamelle stérilisée renversée sur une lamelle-cupule. La lamelle est bordée, pour empê-cher l'évaporation, et le tout placé à l'étuve, à une température de 25 ou 24°. Les bactéridies donnent des filaments enchevêtrés; au bout de 48 heures, il se produit des colonies déjà visibles à l'œil nu, sous forme de flocons; au 3e jour apparaissent, dans l'in-térieur des filaments, des grains brillants qui grossis-sent de plus en plus, s'entourent d'une membrane propre et constituent l'endospore.

On obtient beaucoup plus rapidement des spores, en ensemençant du sang charbonneux sur de l'agar sans peptone. Sur ce milieu, à 37°, les bactéridies poussent et ont rapidement épuisé le milieu de culture; dans ces conditions, déjà au bout de 24 heures, l'examen à l'état frais montre des grains brillants dans l'inté-rieur des filaments; on peut en faire des préparations très instructives en employant, pour colorer, les mé-thodes spéciales de coloration des spores, comme cela a été fait (planche III).

L'endospore possède une membrane propre, très peu perméable; il est difficile de la colorer, les mé-thodes de coloration ordinaires, par les solutions aqueuses de couleurs basiques d'aniline, fuchsine ou violet de gentiane, colorent simplement le bacille et la spore apparaît comme une vacuole, dans le bacille coloré.

Pour la colorer, une excellente méthode est celle de Moeller. La culture, étalée, desséchée sur la lame, est fixée soit par la chaleur, soit par l'alcool, puis mordancée par l'acide chromique à 5 pour 100, un quart d'heure au moins. Lavage à l'eau, puis colora-tion longtemps prolongée à une température de 50°, pendant une heure au moins, avec la fuchsine phéniquée de Ziehl. Au bout de ce temps, la spore est colorée; pour la bien mettre en évidence, on a tout avantage à faire une coloration de contraste sur le bacille qui contient l'endospore. La couleur ayant pé-nétré la spore, est difficilement enlevée; pour trai-ter la préparation par un décolorant énergique, soit acide azotique au quart, soit, mieux, par une solution d'aniline chlorhydrique à 2 pour 100 dans l'eau, quel-ques secondes; décoloration par l'alcool, lavage à l'eau. Coloration par une solution aqueuse de bleu de

Tropfculturen auf sterilisirten Deckgläsern, welche man auf hohlen oder mit kleinen Thürmen versehenen Deckgläsern umgekehrt legt. Das Deckglas wird an seinen Rändern verklebt, um die Verdunstung zu verhindern, und das ganze Präparat kommt in einen Brutofen von 25° oder 27°. Die Bacterien bilden verfilzte Fäden; nach 48 Stunden bilden sich mit freiem Auge sichtbare kolonieen in Form von Flocken und am 5. Tage traten im Innern der Fäden licht-brechende Körnchen auf, die allmälig grösser werden und sich mit einer besonderen Hülle umgeben, welche die Endospore ist.

Man erreicht viel rascher die Bildung von Sporen, wenn man Milzbrandblut in peptonfreies Agar impft. Die Bacillen wachsen auf diesem Nährboden bei 37° und erschöpfen ihn rasch. Unter diesen Bedingungen zeigt die einfache Untersuchung schon nach 24 Stunden glänzende Körner im Innern der Fäden. Man kann davon sehr lehrreiche Präparate herstellen, wenn man die speciellen Sporenfärbungen verwendet, wie dies auf Tafel III gemacht wurde.

Die Endospore besitzt eine eigene Hülle, die sehr wenig durchlässig ist. Es ist daher schwer, sie zu färben. Die gewöhnlichen Färbungsmethoden mittels wässeriger Lösung von basischen Anilinfarben, Fuchsin oder Gentianaviolett färben einfach den Bacillus, und die Spore erscheint wie eine Vacuole in dem gefärbten Bacillus.

Um sie zu färben, kann man sich der ausgezeich-neten Methode von Moeller bedienen. Sie besteht darin, dass man die Cultur auf dem Deckglase ausbreitet, trocknet, durch die Hitze oder durch Alkohol fixirt, hierauf durch 5-prozentige Chromsäure während wenigstens einer Viertelstunde beizt; hierauf wird mit Wasser gewaschen und die Färbung bei einer Tempe-rature von 50° durch wenigstens eine Stunde mittels der Ziehl'schen Karbolfuchsinlösung ausgeführt. Nach dieser Zeit ist die Spore gefärbt. Um sie besonders schön sich abheben zu lassen, ist es vortheilhaft, eine Contrastfärbung des Bacillus, der die Spore ein-schliesst, zu machen. Da der Farbstoff, der in die Spore eingedrungen ist, nur schwer aus ihr entfernt werden kann, kann man das Präparat durch ein energisches Entfärbungsverfahren, durch 25-prozen-

ration and the whole is placed in an incubator at the temperature of 25° or 24° Centigr. The bacteria develop forming entangled filaments, and after 48 hours colonies may already be seen forming flakes: the third day highly refractive specks already appear in the filaments, they grow larger and larger, are invested by a thick membrane and constitute an endospore.

Spores can be obtained much quicker by inoculating with anthrax blood agar prepared without peptone. In this media at 37° the bacteria grow and have rapidly exhausted the nutrient media: in such condi-tions in 24 hours, when examined fresh, brilliant specks may be seen in the filaments. Very instructive preparations may then be obtained by employing for staining the special methods in use for spores, as it has been done for Plate III.

Endospores are invested by a membrane hardly penetrable which is difficult to stain. The ordinary methods employing aqueous solutions of aniline basic dyes, fuchsine or gentian violet, stain the bacteria alone, the spore appearing as a vacuole inside the stained bacteria.

Moeller's method is excellent for staining spores. The culture is spread on a slide, dried and fixed either by heat or by alcohol; it is then covered by a 5 0/0 solution of chromic acid acting as a mordant for a quarter of an hour at least, next rinsed in water and stained during an hour or more at 50° Centigr. with Ziehl's carbolic fuchsine. The spore is then stained, but to see it well the best is to create a contrast by staining the bacteria which contains the endospore. It is very difficult to remove the colour once it has penetrated the spore, the preparation may be treated with an energetic discolouring agent such as dilute nitric acid (one part nitric acid to 5 of water) or, what is still better, for a few seconds with a 2 0/0 watery solution of chlorhydric aniline; dis-colour with alcohol; rinse in water; stain with a watery solution of methylene blue, the bacteria is then coloured in blue, the spore itself remaining red.

Such a preparation is seen in Plate III; it illustrates the different phases of the formation of the spore in the bacteria until it is set free.

méthylène, qui colore le bacille en bleu, la spore reste colorée en rouge.

Une préparation de ce genre est figurée dans la planche III : elle montre les différents moments de la formation de la spore, dans l'intérieur du bacille, jusqu'à la spore libre.

Planche IV

SANG CHARBONNEUX

L'étude de la bactéridie dans les tissus se fait sur des préparations fixées et colorées : la planche représente une goutte de sang charbonneux étalée, fixée, colorée par la méthode de Gram et l'éosine.

La préparation est faite en déposant sur une lame préalablement tiédie, une gouttelette de sang que l'on étale avec une lamelle et en soufflant, de façon à déterminer une dessiccation rapide.

La préparation est fixée par un mélange d'alcool-éther pendant quelques minutes (un quart d'heure), puis on laisse évaporer et on colore.

Violet de gentiane aniliné ou phéniqué, 2 à 5 minutes.

On traite par la solution iodo-iodurée de Gram :

Iode.	1 partie
Iodure de potassium	2 parties.
Eau	300 —

On déshydrate par l'alcool quelques secondes et on décolore par l'essence de girofle. Lavage au xylol ; évaporation du xylol. Coloration des globules sanguins par une solution aqueuse d'éosine, lavage à l'eau, dessiccation. Examen microscopique dans l'huile de cèdre.

La planche IV représente une pareille préparation, on y voit les bactéridies à l'état isolé, ou en voie de division, formant quelquefois des filaments d'articles bout à bout, rectilignes ou coudés sous des angles variés.

lige Salpetersäure oder noch besser durch eine 2-prozentige wässerige Salzsäure-Anilinlösung durch einige Secunden entfernen. Hierauf wäscht man mit Alkohol, Wasser und färbt schliesslich mittels wässeriger Methylenblaulösung. Der Bacillus ist blau, die Spore bleibt roth gefärbt. Ein solches Präparat stellt die Tafel III dar, welche die verschiedenen Zeitpunkte der Bildung der Spore im Innern des Bacillus bis zum Freiwerden zeigt.

Tafel IV

BLUT

Das Studium des Bacillus in den Geweben geschieht in fixirten und gefärbten Präparaten. Die Tafel zeigt uns einen Tropfen Milzbrandblutes, das in gewohnter Weise ausgebreitet, fixirt und nach der Gram'schen Methode und mit Eosin gefärbt ist.

Zu diesem Behufe bringt man auf ein vorher warm gemachtes Deckglas ein Tröpfchen Blut, das man mittels Objectträger fein ausbreitet, indem man darauf bläst, um eine rasche Austrocknung herbeizuführen.

Die Fixirung geschieht durch eine Alkohol-Aethermischung während einiger Minuten bis zu einer Viertelstunde, hierauf läst man dieselbe verdampfen und färbt :

Mit Anilin oder Karbol versetztes Gentianaviolett 2 bis 5 Minuten.

Hierauf die Gram'sche Iod-Kalilösung

Iod.	1 Theil
Iod-Kali.	2 Theile
Wasser.	300 —

hierauf Entwässerung durch Alkohol während einiger Sekunden. Entfärbung durch Nelkenöl. Man behandelt mit Xylol, lässt dieses verdampfen und färbt die Blutkörperchen durch eine wässerige Eosinlösung, wäscht in Wasser, lässt trocknen und untersucht unter dem Mikroskope mit Cedern-Oel.

Tafel IV zeigt ein so hergestelltes Präparat. Man sieht auf ihr die Bacillen einzeln oder in Theilung begriffen und hie und da endständige, sei es hinter

Plate IV

BLOOD

The bacteria in the tissues, are studied on preparations fixed and stained : the plate IV shows a drop of anthrax blood spread, fixed, and coloured by Gram method and eosin.

Such a preparation is obtained by depositing on sligthly heated slide a drop of blood which is then spread with a cover-glass, a rapid desiccation is obtained by blowing on the preparation. Fix 1 covering for about a quarter of an hour with a mixture of alcohol and ether, leave it to evaporate. Stain with aniline or carbolic gentian violet 2 or 5 minutes then use Gram's solution

Iodine	1 part.
Iodide of potassium	2 parts.
Water.	200 —

wash in alcohol for a few seconds and discolour clove-oil. Rinse in xylol and leave it to evaporate. Colour the red blood corpuscles with a watery solution of eosin. Wash in water. Dry. Examine under microscope in cedar oil.

Plate IV illustrates such a preparation; bacteria may be seen either independent, or multiplying by fission even forming filaments with segments sometime rodlike, sometimes curved under various angles.

Anthrax blood is sticky, blackish, it flows bad and this is due to a particular condition of the red corpuscles which are agglutinated in more or less considerable groups, as it can be seen on the plate

Le sang dans la maladie charbonneuse est poisseux, noirâtre; il coule mal, ce qui tient à un état particulier des globules sanguins qui sont agglutinés par groupes plus ou moins considérables, comme cela a été représenté sur la planche.

Planche V

RATE CHARBONNEUSE

La rate, dans le charbon, est caractéristique : elle est énorme, gorgée de sang, molle, friable, noirâtre; on avait donné à la maladie le nom de « sang de rate ».

Les microbes y sont en nombre immense, il y en a beaucoup plus qu'il n'y a d'éléments cellulaires. — La planche représente un frottis de pulpe de rate.

Pour faire cette préparation, on étale avec la lamelle, comme pour le sang, une goutte de la pulpe prélevée sur un animal qui vient de mourir, on fixe soit par la chaleur, soit par le sublimé à saturation. — On lave à l'alcool. Dégraissage de la lame au xylol. — Revenir à l'alcool.

On colore d'abord, les noyaux des leucocytes et des cellules de la rate, par l'hématoxyline. — Lavage à l'eau.

Coloration ultérieure comme pour le sang. — Méthode Gram, éosine.

Les bacilles charbonneux sont colorés en violet foncé, les noyaux des cellules en violet hématoxyline, le protoplasma et les globules sanguins en rose éosine.

Planche VI

ÉPIPLOON DE LAPIN CHARBONNEUX

Chez l'animal malade, les bactéridies se développent dans le sang et la généralisation se fait exclusivement par les vaisseaux; c'est ce que démontre la planche VI, qui représente un fragment d'épiploon étalé d'un lapin charbonneux.

Les préparations d'épiploon sont très instructives.

einander gereihte, sei es gerade oder unter verschiedenen Winkeln gekrümmte Fäden.

Das Milzbrandblut ist dickflüssig, schwarz und fliesst schlecht, was durch einen besonderen Zustand der Blutkörperchen verursacht wird, die in kleineren oder grösseren Gruppen aneinander kleben, wie auf der Tafel zu sehen ist.

Tafel V

MILZ

Sie ist beim Milzbrande charakteristisch, sehr gross, mit Blut voll gepfropft, weich, zerreissbar, schwarz, weshalb die Krankheit französisch « sang de rate » heisst.

Die Bacillen finden sich in ihr in ungeheurer Menge, sie übertreffen an Zahl die Zellelemente. Die Tafel stellt ein derartiges Präparat der Milzpulpe dar.

Zu diesem Behufe streicht man über ein Deckglas (wie zu einem Blutpräparate) einen Tropfen aus der Pulpe eines an Milzbrand verstorbenes Thieres aus, fixirt in der Flamme oder in gesättigtem Sublimat, wäscht mit Alkohol, entfettet den Objectträger mit Xylol, kehrt wieder zum Alkohol zurück, färbt die Leucocytenkerne und die Milzzellen mit Hämatoxylin, wäscht hierauf in Wasser und färbt dann wie zum Blutpräparate nach Gram'scher Methode und mit Eosin. Man sieht auf einem so hergestellten Präparate die Bacillen tief violett gefärbt, die Zellkerne zeigen die charakteristische violette Farbe des Hämatoxylins, während das Protoplasma und die Blutkörperchen durch Eosin rosenroth gefärbt sind.

Tafel VI

GROSSES NETZ VON MILZBRANDKANINCHEN

Beim kranken Thiere entwickeln sich die Bacillen im Blute, und die Generalisirung derselben geschieht ausnahmslos auf dem Wege der Gefässe, was die Tafel VI beweist, die ein Stückchen eines ausgebreiteten grossen Netzes eines Milzbrandkaninchens darstellt.

Plate V

ANTHRAX SPLEEN

Anthrax spleen is characteristic, it is enormous, flabby, friable, of a blackish colour : the name of " sang de rate " (spleen's blood) has been given to this disease.

Microbes exist in this organ in immense quantities, there are more of them than of cellular elements. Plate V illustrates spleen pulp rubbed on a slide.

To obtain such a preparation, a drop of spleen pulp is spread on a slide exactly as is done for a drop of blood. Fix by heat or with saturated perchloride of mercury, wash with alcohol. Stain first the leucocytes and the spleen cells' nuclei. Rinse with water. Stain next as has been done for the blood (Gram's method and eosin). The b. anthracis are stained in dark violet, the cell's nuclei in hematoxylin violet, the protoplasma and red corpuscles in eosin pink.

Plate VI

EPIPLOON OF RABBIT ANTHRAX

The bacteria develop in the blood, and generalisation is exclusively due to the blood vessels: this is demonstated by plate VI which illustrates a fragment of a rabbit's epiploon.

These preparations are very instructive, as they show the bacteria in the capillary vessels; they are

parce qu'elles montrent les bactéridies en place dans les capillaires; on les obtient facilement en étalant en feuillet unique l'épiploon du lapin; on se sert de pinces et on introduit la lame sous la portion étalée, en choisissant de préférence les réseaux capillaires les plus fins: l'adhérence est obtenue en chauffant les bords de la lame avec une tige chaude, on sectionne avec des ciseaux ou un bistouri et on immerge dans le fixateur (*avant dessiccation*).

Sublimé à saturation dans l'eau + acide acétique à 4 pour 100.

On peut aussi, pour opérer avec plus de sécurité et plus simplement, se servir de la pince à épiploon (spéciale pour cet usage chez Cogit).

La préparation, fixée au bout d'un quart d'heure, est lavée à l'alcool, alcool absolu, xylol pour dégraisser les surfaces et permettre une meilleure coloration ultérieure; revenir à l'alcool, eau.

Coloration par la méthode déjà décrite pour la pulpe de rate.

La planche montre une pareille préparation dans laquelle on voit le réseau capillaire très élégant, avec les globules sanguins agglutinés, colorés en éosine, et d'assez nombreux leucocytes polynucléaires; les bactéridies obstruent quelquefois toute la lumière d'un vaisseau: il n'y a jamais de microbe en dehors du réseau capillaire, s'il n'y pas eu effraction accidentelle des vaisseaux.

Planche VII

COUPE DE FOIE CHARBONNEUX

Les fragments de foie ont été fixés par l'alcool. Cette technique est suffisante pour voir les bactéridies charbonneuses dans les tissus; mais elle ne permet pas de bien étudier les rapports exacts des microbes avec les éléments du tissu; on a de meilleures résultats en fixant par le sublimé à saturation comme cela a été fait pour la planche VIII, où les éléments sont mieux conservés.

Diese Netz-Präparate sind sehr lehrreich, weil sie uns die Bacillen in natürlicher Lagerung in den Capillaren zeigen. Man erhält leicht diese Präparate, wenn man das grosse Netz des Kaninchens mit Pincetten fasst und die so gefasste Partie unter einen Objectträger schiebt, wobei man trachtet, die feinsten Capillarnetze auszusuchen. Man klebt das Netz an den Objectträger durch das Erhitzen des Randes desselben mittels eines heissen Eisenstabes fest, schneidet mit Scheere oder Bisturi ab und taucht das Ganze in das Fixirbad (*vor der Austrocknung*).

Man verwendet hiezu eine gesättigte, wässerige Sublimatlösung, der Essigsäure (4 %) hinzugesetzt worden war.

Um mit grösserer Sicherheit und rascher zu arbeiten, kann man sich auch der speciellen Epiploon-Pincette von Cogit bedienen.

Das Präparat bleibt 1/4 Stunde im Bade, wird hierauf in absolutem Alkohol gewaschen, mit Xylol behandelt (letzteres um die Oberfläche zu entfetten und die spätere Färbung leichter zu machen), nochmals mit Alkohol und hierauf mit Wasser behandelt.

Man verfährt bei der Färbung nach der Methode, welche für die Milzpulpe angegeben worden war.

Die Tafel zeigt ein solches Präparat, in der man das elegante Capillarnetz mit den verklebten Blutkörperchen sieht, die mittels Eosin gefärbt wurden, daneben recht zahlreiche polynucleäre Leucocyten. Die Bacterien verstopfen manchmal vollkommen das Lumen eines Gefässes; niemals sieht man Microben ausserhalb des Capillarnetzes, ausser wenn eine zufällige Zerreissung von Gefässen stattgefunden hat.

Tafel VII

SCHNITT DURCH EINE MILZBRANDLEBER

Leberfragmente wurden durch Alkohol fixirt. Diese Art der Technik ist genügend, um die Milzbrandbacillen in den Geweben zu sehen, doch gestattet sie nicht, die richtigen Beziehungen der Microben mit den Gewebeelementen kennen zu lernen. Man gelangt zu besseren Ergebnissen, wenn man in gesättigtem Sublimat fixirt, wie dies für die Tafel VIII gemacht wurde, wo die Elemente besser erhalten sind.

easily obtained by spreading out the epiploon with a forceps, the slide is passed underneath after having chosen the finest capillary vessels; adherence is obtained by slightly heating the slide's edges with a hot iron rod, the epiploon is cut with a scalpel or with scissors and the slide is then washed (*before desication*) in a fixing solution.

Saturated perchloride of mercury: acetic acid at 4 %.

By using a special epiploon forceps the same result may be obtained more surely and more simply.

In a quarter of an hour the preparation is fixed, it is then rinsed in absolute alcohol and in xylol so as to obtain a better staining; wash again in alcohol and in water and stain by the method already described for anthrax spleen.

In plate VI can be seen such a preparation: the capillary plexus is very elegant and contains agglutinated red corpuscles coloured with eosin, and rather numerous polynucleated leucocytes; a vessel is sometimes entirely obstructed by bacteria; microbes are never found outside of the vessels unless one of them has been accidentally opened.

Plate VII

SECTION OF ANTHRAX LIVER

B. anthracis may be studied in the liver by only fixing a few fragments in alcohol, but in this way relations between the microbes and the tissue elements cannot be studied; much nicer preparations are obtained by fixing with saturated perchloride of mercury, as it has been done for plate VIII, where the elements are shown in excellent conditions. Sections are made after embedding in paraffine by

Les coupes faites à la paraffine, en suivant la méthode qui sera indiquée au sujet de la planche VIII, ont été colorées par :

Carmin chlorhydrique pour obtenir la coloration des noyaux du tissu.

On obtient un très bon carmin, très électif et rapidement préparé, en traitant 1 gramme de poudre de carmin par de l'acide chlorhydrique fort (au tiers) ; on emploie juste la quantité de liquide nécessaire pour imbiber la poudre dont la teinte, d'abord rouge vif, passe à une teinte violacée, et le carmin devient soluble dans l'alcool ; on dissout la pâte obtenue dans 100 cc. d'alcool à 80° environ, on évapore à chaud jusqu'à 50 cc. ; si on n'a pas employé trop d'acide, la solution est immédiatement utilisable, si le carmin colore le noyau trop faiblement, il y a excès d'acide, et on peut l'améliorer, en ajoutant goutte à goutte de l'ammoniaque pour neutraliser l'excès d'acide.

En 5 minutes, lorsque le carmin est bon et bien préparé, les noyaux doivent être électivement et fortement colorés ; l'excès de couleur doit être enlevé par l'alcool (éviter l'eau).

Coloration de la bactéridie par la méthode de Gram. Les microbes colorés en violet foncé se voient entre les trabécules hépatiques, à la place des capillaires.

Quelques noyaux de leucocytes se voient entre les travées de cellules du foie.

Planche VIII

REIN DE COBAYE CHARBONNEUX

Au lieu d'utiliser l'alcool, on peut se servir, comme fixateur, de sublimé acide. Aussitôt que possible après la mort de l'animal, on prélève des tranches minces (quelques millimètres) du rein charbonneux que l'on désire étudier et on immerge dans une solution de sublimé saturé, acide à 4 pour 100 d'acide acétique ; on

---

Die Schnitte wurden nach der Paraffin-Methode hergestellt, die später gelegentlich der Tafel VIII beschrieben werden wird. Sie wurden mit *salzsaurem Karmin* behandelt, um die Färbung der Zellkerne zu erhalten.

Man gewinnt rasch ein sehr gutes Karmin, das die Details deutlich wiedergibt, wenn man 1 Gramm Karminpulver mit 35-prozentiger Salzsäure vermischt und zwar in einer solchen Menge, dass das Pulver gerade feucht wird. Dieses bekommt zunächst eine lebhafte rothe Färbung, die dann in eine violette übergeht, und wird in Alkohol löslich. Man löst die so dargestellte zähe Mischung in 100 Gramm 80-prozentigem Alkohol, erwärmt, um sie zum Verdampfen zu bringen, bis zum Rückstand von 50 Cubikcentimetern. Wenn man nicht zu viel Säure verwendet hat, ist die Lösung sofort zu gebrauchen ; wenn jedoch das Karmin die Kerne zu schwach färbt, war die Säure in zu grosser Quantität benutzt worden, und man kann die Flüssigkeit besser machen, wenn man tropfenweise Ammoniak hinzusetzt, um den Ueberschuss von Säure zu neutralisiren.

Wenn das Karmin gut präparirt war, müssen die Kerne, und zwar nur sie, in 5 Minuten stark gefärbt sein ; der Ueberschuss von Farbstoff wird durch Alkohol entfernt, wobei jegliche Berührung mit Wasser vermieden werden soll.

Die Milzbrandbacillen werden nach der Methode von Gram gefärbt. Sie sind tief dunkelviolett und finden sich zwischen den Lebertrabekeln an Stelle der Capillaren.

Man sieht einige Leucocyten-Kerne zwischen den Balken von Leberzellen.

Tafel VIII

NIERE EINES MILZBRAND-MEERSCHWEINCHENS

Statt des Alkohols als Fixirbades kann man sich auch des angesäuerten Sublimates bedienen. Sobald als möglich nach dem Tode des Thieres entnimmt man diesem einige dünne, blos einige Millimeter breite Stückchen aus seiner Niere, die man studieren will, und bringt sie in eine gesättigte Sublimatlösung, der Essigsäure

---

the same method as described for plate VIII and then stained with *chlorhydric carmin*, so as to stain the nuclei of the tissue.

A perfect and very elective carmin is easily prepared by treating 1 gramme of carmin powder with a strong solution of chlorhydric acid (chlorhydric acid 1, water 2) ; only just the necessary quantity to wet the powder is used ; first of a bright red, it turns to a violet tint and the carmin is then soluble in alcohol ; the paste is dissolved in 100 c.c. of alcohol at 80° and evaporated by heating until only 50 c.c. are left. If too much acid has not been used the solution can serve immediately, but if the nuclei are not sufficiently coloured by the carmin there is surely an excess of acid which may be neutralised by adding ammoniac drop by drop.

In five minutes when the carmin is well prepared the nuclei are electively and strongly stained ; the excess of dye must be taken off with alcohol (water by no means).

The bacteria are stained by Gram's method. The microbes of a dark violet colour are seen between the hepatic trabecules where the capillary vessels are.

Some of the leucocyte's nuclei can be seen between the hepatic cells.

Plate VIII

KIDNEY OF GUINEA PIG AFFECTED WITH ANTHRAX

Acid sublimate may be used for fixing instead of alcohol. As soon as possible after the animal's death, thin slices (a few millimeters) of anthrax kidney are cut and immerged in an acid solution of acid perchloryde of mercury saturated with 4 per 100 of acetic acid. It is left sufficiently long to be pene-

laisse le temps nécessaire à la pénétration, il suffit de laisser en moyenne une heure par millimètre d'épaisseur; si le fragment a 5 millimètres, laisser 5 heures (la pénétration se fait des deux côtés), et l'expérience montre que ce laps de temps est toujours suffisant; on ne gagne rien, au contraire, à prolonger.

On procède ensuite à l'inclusion dans la paraffine, qui est la méthode de choix, pratique, commode pour l'étude bactériologique des coupes.

Du sublimé : Passage dans l'alcool à 60°. 5 heures.
— — — à 80°. 5 —
— — — à 94°. 5 —
— — — absolu. 10 —
— — xylol . . . . . 10 —
— — — paraffine. 10 —
— — paraffine . . . 10 —

Le fragment inclus est coupé à l'aide d'un microtome à paraffine quelconque et les coupes obtenues en ruban sont collées sur lame par le procédé ordinaire à l'albumine, traitées ensuite par xylol, alcool, eau.
Coloration comme ci-dessus.
Carmin chlorhydrique; méthode de Gram :

Violet de gentiane. . . . . . . 5 minutes.
Solution iodo-iodurée . . . . . 5 —
Aurantia en solution aqueuse. 5 —
Alcool, essence de girofle, xylol, baume.

Entre les tubes contournés du rein, sur la planche VIII, se voient les bactéridies colorées en violet foncé, dans l'intérieur des capillaires. Beaucoup de microbes sont arrêtés dans le réseau capillaire du glomérule figuré dans la planche; le protoplasma et les globules sanguins sont colorés en jaune par l'aurantia.

(4 °/₀) hinzugesetzt worden war. Man lässt der Flüssigkeit genügend Zeit, in die Stückchen einzudringen; es genügt gewöhnlich 1 Stunde für 1 Millimeter Dicke, so dass man sie somit bei einer Dicke von 5 Millimeter 5 Stunden einwirken lässt (das Eindringen der Flüssigkeit beginnt von den Seiten), und die Erfahrung lehrt, dass die eben bestimmte Zeit genügt, und man im Gegentheil bei einer Verlängerung nichts gewinnt.

Hierauf schliesst man die Stückchen in Paraffin ein, was die beste Methode ist, da sie praktisch und für bacteriologische Schnitte handlich ist.

Aus dem Sublimat kommen die Stückchen zunächst in Alkohol von. . . . . 60° auf 5 Stunden.
— . . . . 80° — 5 —
— . . . . 94° — 10 —
absoluten Alkohol . . . . — 10 —
Xylol . . . . — 10 —
Xylol-Paraffin . . . . — 10 —
Paraffin. . . . . — 10 —

Das Stückchen wird hierauf mit einem Paraffin-Microtom geschnitten und die in Bandform erhaltenen Schnitte werden auf Objectträgern in der gewöhnlichen Weise mit Eiweiss geklebt, hierauf mit Xylol, Alkohol, Wasser behandelt und wie folgt gefärbt :
Salzsaures Karmin, Gram'sche Methode :

Gentianaviolett. . . . . 5 Minuten.
Iod-Iod-kaliumlösung . . . . . 5 —
Wässerige Aurantielösung . . . 5 —
Alkohol. Nelkenöl. Xylol. Balsam.

Zwischen den gewundenen Harnkanälchen der Niere, auf Tafel VIII, sieht man die dunkel-violett gefärbten Bacillen im Innern der Capillaren. Viele derselben sind im Capillarnetze der Glomeruli zurückgehalten, wie man auf der Tafel sieht. Das Protoplasma und die Blutkörperchen sind durch Aurantia gelb gefärbt.

trated, about an hour for each millimeter in thickness; for instance if the slide is 5 millimeters thick, 5 hours are sufficient (it is penetrated on both sides) and experience has shown that this lapse of time is quite sufficient, nothing being improved, on the contrary, by leaving it for a longer time.

The slice in then imbedded in paraffine, which is the choice and best method for studying the sections bacteriologically.

After perchloride of mercury :
— Place in alcohol at 60°. 5 hours.
— — 80°. 5 —
— — 40°. 5 —
— absolute alcohol. . . . 10 —
— xylol. . . . . 10 —
— paraffine and xylol. . 10 —
— paraffine. . . . . . . 10 —

The embedded specimen is cut with an ordinary microtome and the cuts obtained in ribbons are stuck on slides by the ordinary albumine process and next treated with xylol, alcohol, and water.
Stain as above with :
Chlorhydric carmin (Gram's method) :

Gentian violet . . . . 5 minutes.
Gram's solution. . . . . 5 —
Solution of aqueous aurantia . . 5 —
Alcohol, clover oil, xylol, balsam.

The bacteria stained in dark violet, and situated between the tubuli contorti in the capillary vessels, may be seen in plate VIII. In this plate there are many microbes stopped in this capillary plexus of the glomerule, whose protoplasm as well as the blood corpuscles are stained in yellow by aurantia.

CHOLÉRA DES POULES

CHOLERA DES POULES

Le microbe du choléra des poules présente un grand intérêt au point de vue bactériologique, puisque de l'étude de ce microbe est sortie la grande découverte de l'atténuation des virus.

Au point de vue morphologique, c'est un très petit microbe ovoïde, appartenant au groupe des bactériums ou cocco-bacilles ; il existe en très grande abondance dans le sang des animaux qui ont succombé à cette affection.

Il suffit d'inoculer une trace de sang virulent pour reproduire la maladie expérimentale. Presque tous les oiseaux sont sensibles à ce microbe et les épidémies dans les basses-cours sont désastreuses.

Le microbe se cultive facilement dans le bouillon ou sur la gélose.

Planche I

SANG

La planche montre l'aspect du sang de la poule après coloration par la thionine.

La préparation a été faite, en suivant la technique ordinaire des préparations de sang, par la méthode de dessiccation rapide.

Fixation à l'alcool-éther, 1/4 d'heure. Après évaporation, coloration par la solution phéniquée de thionine :

Thionine	1 gramme
Acide phénique	5 grammes
Alcool	10 —
Eau	90 —

Faire dissoudre d'abord la thionine dans le mélange alcool-acide phénique. Ajouter l'eau après 24 heures.

Coloration, 5 minutes. Lavage à l'alcool. Xylol.

Le microbe du choléra des poules ne se colore pas par la méthode de Gram.

La méthode de coloration à la thionine est une

(III)

HÜHNERCHOLERA

Der Mikrobe der Hühnercholera bietet ein grosses bakteriologisches Interesse, da aus dem Studium dieses Mikroben die grosse Entdeckung der Abschwächung des Virus hervorgegangen ist.

Er ist, morphologisch betrachtet, ein sehr kleiner ovoider Mikrobe, der der Gruppe der Bacterien oder der Coccobacillen angehört. Er findet sich in sehr grosser Anzahl im Blute von Thieren vor, die dieser Krankheit erlegen sind.

Es genügt, eine geringe Spur von virulentem Blute zu verimpfen, um experimentell die Krankheit zu erzeugen. Fast alle Vögel sind für diesen Mikroben empfindlich, weshalb die Epidemieen in den Hühnerhöfen fürchterlich sind.

Der Mikrobe wächst in Bouillon oder auf Agar-Agar.

Tafel I

BLUT

Die Tafel zeigt ein Bild des Hühnerblutes, das mit Thionin gefärbt wurde.

Das Präparat wurde entsprechend der gewöhnlichen Darstellung von Blutpräparaten durch die Methode der raschen Austrocknung hergestellt, hierauf eine Viertelstunde in Alkohol-Aethermischung fixirt. Nach Verdampfung derselben wird mit der Karbolthioninlösung gefärbt.

Das Recept lautet :

Thionin	1 Gramm
Karbolsäure	5 —
Alkohol	10 —
Wasser	90 —

Man löst zunächst das Thionin im Alkohol-Karbolsäure-Gemisch auf und setzt das Wasser erst nach 24 Stunden hinzu.

Die Färbung dauert 5 Minuten. Hierauf wird mit Alkohol gewaschen und zum Schlusse kommt Xylol.

FOWL CHOLERA

The microbe of fowl cholera is bacteriologically of a great interest, its study having ended in the important discovery of the attenuation of virus.

Morphologically it is a very small ovoid microbe belonging to the group of bacteria or cocco-bacilli and lives in great quantities in the blood of animals, who have died of this disease.

Inoculation of a minute drop of blood is sufficient to reproduce experimentally this affection. Nearly all birds are susceptible and epidemics in poultry-yards are disastrous.

This microbe cultivates well and easily in sterilised broth and on gelose.

Plate I.

BLOOD

This plate illustrates hen's blood after staining with thionine.

For this preparation, the ordinary technic for blood preparations obtained by rapid desication has been followed.

Fix with alcohol and ether 15 minutes. After evaporation stain with a thionine carbolic solution :

Thionine	1 gram
Carbolic acid	5 grams
Alcohol	10 —
Water	90 —

First dissolve the thionine in the mixture of alcool and carbolic acid.

Stain 5 minutes. Rinse in alcohol and then cover with xylol.

The microbe of hen's cholera is not coloured by Gram's method.

Staining with thionine is a general method used

méthode générale pour tous les microbes qui ne prennent pas le Gram et elle donne d'excellents résultats.

D'abord à elle seule, après différenciation à l'alcool, la thionine donne des teintes variées dans les tissus et elle colore d'une façon particulièrement intense les microbes. Elle a l'inconvénient de précipiter facilement en présence de sels minéraux et en particulier le bichlorure de mercure; il est facile d'éviter cet inconvénient.

On lui a reproché d'être peu stable, et aux préparations par la thionine de se décolorer très vite; il suffit, pour conserver longtemps des préparations à la thionine, d'éviter les essences, d'employer du baume au xylol ou mieux de monter les préparations dans l'huile de cèdre.

Dans la planche, les microbes du choléra des poules sont isolés ou réunis par deux; quelquefois les éléments sont assez allongés et prennent une forme bacillaire; lorsque les préparations sont peu colorées, le microbe a un espace clair central, il est coloré seulement aux deux pôles, la coloration est rouge violacé.

Les noyaux des globules de la poule sont colorés en violet foncé, le stroma et l'hémoglobine ont pris une teinte verdâtre.

Dans le champ, on voit un leucocyte mononucléaire vacuolaire.

Der Mikrobe der Hühnercholera wird nach der Gram'sche Methode nicht gefärbt.

Die Thioninfärbung ist eine allgemeine Methode für alle jene Mikroben, die sich nicht nach Gram färben. Sie gibt ausgezeichnete Resultate.

Zunächst gibt sie für sich selbst nach der Differencirung durch Alkohol verschiedene Nuancen in den Geweben und färbt ganz besonders stark die Mikroben. Sie hat den Nachtheil, in Gegenwart von Mineralsalzen und ganz besonders von Sublimat einen Niederschlag zu bilden; doch ist es leicht, diesem Nachtheile auszuweichen.

Man hat dieser Methode auch den Vorwurf gemacht, wenig haltbar zu sein und rasch die Farbe zu verlieren. Doch genügt es, um lange Zeit das Thioninpräparat frisch zu erhalten, die Oele zu vermeiden und somit stets Cedernöl, Balsam oder Xylol zu verwenden.

Die Tafel zeigt die Choleramikroben einzeln oder zu zweien vereinigt. Manchmal sind diese Elemente mehr in die Länge gezogen und nehmen dann Bacillenform an. Wenn das Präparat nur schwach gefärbt ist, zeigt der Mikrobe in seiner Mitte einen klaren ungefärbten Raum und hat blos an den beiden Polen Farbe angenommen. Das Thionin gibt eine rothvioletto Färbung.

Die Kerne der Blutkörperchen sind tief violett, das Stroma und das Hämoglobin sind grünlich gefärbt.

Im Gesichtsfelde sieht man noch einen mononucleären vacuolenfältigen Leucocyten.

for all microbes which are not coloured by Gr[am] solution and the results are really excellent.

After differenciation in alcohol, even when empl[oyed] alone, it colours the tissues in various tints and microbes are stained in a particularly intense The inconvenience of this method is that it pre[ci]tates easily once in presence of mineral salts particularly of perchloride of mercury. It is easy to remedy this.

It has been considered as unable to last long the preparations as liable to uncolour very quic[kly] but, to avoid this, it is sufficient, not to use essen[ce] but xylol balsam or, what is still better, to mo[unt] the preparation with cedar oil.

This plate illustrates the microbes of hen's c[ho]lera either alone or two by two; sometimes the [ele]ments are longer than usual and take a bacil[lary] form; when the preparations are slightly stained microbe's centre is not coloured and only the extremities are stained in violet red by thionine.

The red corpuscles' nuclei are stained dark vio[let] the stroma and the hemoglobine have taken greenish colour.

A mononucleated leucocyte with vacuoles may equally seen.

ROUGET

ROUGET

On a donné le nom de rouget à une maladie des porcs, qui fait beaucoup de ravages en France et dans les différents pays d'élevage de l'espèce porcine : cette maladie est bien caractérisée par l'apparition de taches ronges sur différentes parties du corps : d'où le nom.

Elle est causée par un microbe, découvert par Pasteur et Thuilier, et ce microbe se trouve en abondance dans tous les organes. C'est un bacille immobile, petit, fin, qui se colore par la méthode de Gram.

Les cultures sont obtenues facilement en bouillon, gélatine ou gélose.

En bouillon, la culture est toujours très discrète ; le bouillon est opalescent, l'agitation du tube montre des ondes soyeuses dans le liquide et cet aspect est très caractéristique.

En gélatine, par piqûre, il se produit, tout le long de la piqûre, des prolongements qui pénètrent radiairement le milieu de culture et donnent un aspect très spécial « en écouvillon de tuyau de pipe ».

Sur gélose, les colonies sont toutes petites, en gouttes de rosée.

Le microbe du rouget est pathogène pour la souris, le pigeon, le lapin. Lorsqu'on inocule au pigeon, dans les muscles, quelques gouttes de culture ou de sang virulent, la mort arrive en 2 à 3 jours ; le microbe a pullulé et s'est généralisé dans tous les organes.

Il est presque exclusivement intra-cellulaire, dans les leucocytes et les cellules endothéliales.

Pour le mettre en évidence, on fait des préparations de sang étalé, fixé par l'alcool-éther, coloré par l'éosine et la méthode de Gram.

(IV)

SCHWEINEROTHLAUF

Man hat diesen Namen einer Krankheit der Schweine gegeben, die sowohl in Frankreich als auch in anderen Ländern mit grosser Schweinezucht grosse Verheerungen verursacht. Sie ist klinisch durch das Auftreten von rothen Flecken auf verschiedenen Körpertheilen des Thieres gekennzeichnet ; daher der Name.

Sie ist durch einen Microben verursacht, den Pasteur und Thuilier entdeckt haben, und der sich in grosser Anzahl in allen Organen vorfindet. Es ist ein unbeweglicher, kleiner, feiner Microbe, der nach dem Gram'schen Verfahren gefärbt wird. Es ist leicht, Culturen in Bouillon, in Gelatine oder Agar-Agar zu erhalten.

Das Wachsthum ist in Bouillon stets sehr mässig und gibt der Flüssigkeit einen opalescirenden Charakter. Schüttelt man das Gefäss, so sieht man im flüssigen Nährboden seidenartige Wellen, was für diesen Microben sehr charakteristisch ist.

In der Gelatinestichcultur bilden sich längs des Stichkanales strahlenförmige Verlängerungen, die in den Nährboden eindringen und dem Ganzen einen eigenartigen Anblick, nämlich den eines Pfeifenwischers geben.

Auf Gelose sind die Kolonieen sehr klein, thautropfenartig.

Der Microbe des Schweinerothlaufes ist pathogen für die Maus, die Taube und das Kaninchen. Wenn man der Taube in einen Muskel einige Tropfen der Cultur oder virulenten Blutes verimpft, so tritt der Tod in 2 bis 3 Tagen ein. Der Microbe hat sich ausserordentlich vermehrt und in allen Organen verbreitet. Er ist fast ausnahmslos intracellulär in den Leucocyten und den Endothelial-Zellen. Um ihn beobachten zu können, macht man Blutpräparate, indem man das Blut ausbreitet, mit Alkoholäther fixirt, und mit Eosin und nach der Gram'schen Methode färbt.

SWINE ERYSIPELAS

Swine erysipelas is a disease which causes considerable havoc in France and in all countries where hogs are bred ; it is an affection well characterised by red spots appearing on different parts of the body : hence the name of « rouget » in French.

It is due to a microbe discovered by Pasteur and Thuilier, which is very abundant in all the animal's organs. It is small, fine, not motile and is coloured by Gram's method.

Cultivations are easily obtained in sterilised broth, gelatine or gelose.

In sterilised broth cultivations are always very discreet ; the liquid is opalescent and, by shaking the test tube, silky clouds may be seen ; this aspect is quite characteristic.

In gelatine all along the hole made by the sterilised needle and perpendicular to it, start short strait filaments giving to the totality the aspect of a malkin.

On gelose the colonies are small and like dew drops.

Swine erysipelas is virulent for mice, pigeons and rabbits. When a pigeon has been inoculated in his muscles, it dies 2 or 3 days later and the microbe has multiplied and may be found in all organs. It is nearly always exclusively intra-cellular and is found in the leucocytes and in the endothelial cells. To examine this microbe, blood must be spread and fixed on a slide and then stained by Gram's method and with eosin.

Planche II

SANG DE PIGEON

La planche montre deux leucocytes dont le protoplasma est absolument bourré de microbes du rouget, colorés par le violet de gentiane. Souvent le leucocyte a un aspect vacuolaire; étalées, certaines cellules leucocytaires paraissent énormes et sont mises en évidence seulement par la quantité énorme de microbes qu'elles contiennent : les microbes délimitent les contours de la cellule.

Les globules sanguins sont colorés en rouge uniforme par l'éosine. Dans ces préparations de sang, les microbes ne sont pas disséminés, toujours ils sont intra-cellulaires et lorsqu'on recherche les éléments leucocytaires remplis de microbes, il faut surtout examiner les portions de la préparation, entraînées et déposées en dernier lieu par la lamelle, lors de l'étalement du sang. Là, les leucocytes, beaucoup plus gros que les globules sanguins, sont surtout nombreux.

Planche III

FOIE

La planche montre une coupe de foie de pigeon, fixée par l'alcool, colorée par :

     Carmin chlorhydrique.
     Méthode de Gram.
     Aurantia.

Au centre de la figure, on voit la section d'un gros vaisseau rempli de globules sanguins nucléés, avec des leucocytes bourrés de bacilles et paraissant sous forme de boules rondes dans lesquelles on distingue les formes bacillaires.

Le point intéressant, mis en évidence ici, est la présence de bacilles, en grand nombre, dans les cellules endothéliales des vaisseaux et des capillaires; ces cellules sont aussi des phagocytes et peuvent englober les microbes; les contours de la cellule et les filaments

Tafel II

TAUBENBLUT

Sie zeigt zwei Leucocyten, deren Protoplasma vollgepropft mit Schweinerothlauf-Microben ist, die mit Gentianaviolett gefärbt wurden. Häufig hat der Leucocyt Vacuolen. Manche Zellen erscheinen riesengross und sind nur durch die ungeheure Zahl von Microben gekennzeichnet, welche sie enthalten, sodass diese die Peripherie der Zellen scharf abheben.

Die Blutkörperchen sind durch das Eosin gleichförmig roth gefärbt. In diesen Blutpräparaten sind die Microben nicht zerstreut, sondern stets im Innern der Zellen, und wenn man die Leucocyten sucht, muss man hauptsächlich jene Theile des Präparates untersuchen, die ganz zuletzt auf dem Objectträger ausgebreitet wurden. Grösstentheils wurden die Leucocyten, die viel grösser als die Blutkörperchen sind, hierher verschleppt.

Tafel III

LEBER

Die Tafel zeigt uns einen Schnitt durch die Taubenleber, die mit Alkohol fixirt und mit :

     salzsaurem Karmin,
     Gram'sche Methode,
     Aurantia,

gefärbt wurde.

In der Mitte der Zeichnung sieht man einen Schnitt durch ein grosses Blutgefäss, das mit kerntragenden Blutkörperchen vollgefüllt ist. Einige Leucocyten sind von Bacillen voll und haben die Form von runden Kugeln, in welchen man die Bacillenformen deutlich unterscheidet.

Das interessanteste Moment (das hier klargemacht wird), ist das Vorkommen einer grossen Anzahl von Bacillen in den Endothelialzellen der Blutgefässe

Plate II

PIGEON'S BLOOD

This plate shows two leucocytes whose protoplasma is literally filled with swine erysipelas microbes stained with gentian violet. Very often leucocytes have a vacuolar aspect; when stretched out, some of the cells seem enlarged and the enormous quantity of microbes they contain and which limit their outline make them very conspicuous.

The red corpuscles are stained in red with eosin. In the preparations of blood the microbes are not disseminated, they are always in the cells, and when looking for the leucocytes you must always search in that part of the preparation where the spreading of the blood has been done last, for there you may find a great many leucocytes much larger than the red corpuscles.

Plate III

LIVER

This plate shows a section of pigeon liver fixed with alcohol and stained with :

     Chlorhydric carmin.
     Gram's method.
     Aurantia.

In the centre of the plate the section of a large blood vessel can be seen, filled with nucleated red corpuscles; some leucocytes are stuffed with bacilli and have the aspect of round balls containing bacilli.

An interesting fact very well illustrated here is the presence of numerous bacilli in the endothelial cells of the vessels and capillaries; these cells are equally phagocytes and can assimilate the microbes; their outline and protoplasmic filaments are well marked by the violet coloured bacilli.

protoplasmiques sont marqués par les bacilles colorés en violet.

A un faible grossissement, toutes ces cellules bourrées de microbes du rouget se détachent en boules noires sur le fond de la préparation.

und der Capillaren. Diese Zellen sind auch Phagocyten und können Microben in sich aufnehmen. Die Peripherie der Zelle und die Protoplasmafortsätze sind durch die violett gefärbten Bacillen deutlich kenntlich.

Bei schwacher Vergrösserung heben sich alle diese Zellen, die mit Schweinerothlauf-Microben voll sind, als schwarze Kugeln vom Grunde des Präparates ab.

With a low magnifying power, all the cells stuffed with stained swine erysipelas microbes show like black balls.

Planche IV

RATE DU PORC

La planche montre une portion de coupe d'une rate de porc, mort du rouget. Macroscopiquement, dans le rouget, la rate est grosse, bosselée, de couleur foncée et de consistance assez molle. Au microscope, on trouve des îlots nombreux de cellules grosses, vacuolaires, isolées ou réunies en cellules géantes à 4, 5 ou un plus grand nombre de noyaux. Ces cellules contiennent une quantité énorme de bacilles, souvent groupés dans des vacuoles de la cellule. Beaucoup de bacilles sont granuleux ou réduits en grains isolés.

Pas de réaction polynucléaire.

Tafel IV

SCHWEINEMILZ

Sie zeigt ein Fragment eines Schweinemilz-Schnittes eines Thieres, das an Rothlauf gestorben ist. Man sieht makroskopisch beim Schweinrothlauf die Milz vergrössert, hügelig, tiefdunkel und von ziemlich weicher Consistenz. Unter dem Mikroskope trifft man zahlreiche Inseln von grossen Zellen an, welche vacuolenhältig und vereinzelt oder als Riesenzellen mit 4, 5 oder noch mehr Kernen vereinigt sind. Sie enthalten eine enorme Anzahl von Bacillen, die sich häufig innerhalb der Vacuolen vorfinden. Viele dieser Bacillen sind körnchenhältig oder zu einzelnen Körnern zerfallen.

Man sieht keine polynucleäre Reaction.

Plate IV

SPLEEN

This plate illustrates a fragment of a section of spleen taken from a swine dead of swine erysipelas. Macroscopically in this disease the spleen is enlarged, embossed, of a dark colour and of a rather softy consistance.

Under the microscope can be seen numerous heaps of large vacuolar cells, solitary or assembled so as to form giant cells with 4, 5 or more nuclei and containing an enormous quantity of bacilli, often grouped in the vacuoles of the cell.

Many bacilli are granulous or reduced to isolated specks.

There is no polynucleated reaction.

SUPPURATION

SUPPURATION

Le staphylocoque et le streptocoque sont les agents les plus ordinaires de la suppuration. Leur étude est très facile; aussi, dans cette collection, a-t-on volontairement peu développé ce sujet; il est partout possible de se procurer des documents pour l'enseignement.

STAPHYLOCOQUE — CULTURE[1]

Reproduction à un grossissement de 5000 diamètres d'une culture de staphylocoque avec les amas caractéristiques.

STREPTOCOQUE — CULTURE EN BOUILLON

La phototypie est la reproduction, à un grossissement de 5000 diamètres, d'une culture en bouillon du Streptococcus pyogenes. L'agrandissement direct a l'avantage de montrer la forme exacte du microbe, et son allongement au moment de la division.

STREPTOCOQUE — REIN DE LAPIN

Coupe du rein d'un lapin mort de septicémie streptococcique. Le lapin est très sensible à l'inoculation du Streptococcus pyogenes ; on peut obtenir des microbes virulents à des doses infinitésimales; le lapin succombe à la suite d'une généralisation dans tous les organes, par la voie sanguine. Entre autres lésions, il est remarquable de voir le sang presque complètement hémolysé ; il est impossible de faire des préparations de sang à streptocoque avec les globules intacts. La planche montre dans le glomérule cet état particulier du sang.

1. Agrandissement photographique de M. Clément Maurice (laboratoire du Dr Doyen).

(V)

EITERUNG

Der Staphylococcus und der Streptococcus sind die gewöhnlichsten Ursachen der Eiterung. Ihr Studium ist sehr leicht, weshalb dieser Gegenstand mit Absicht in dieser Sammlung nur wenig behandelt wird, da es überall möglich ist, sich für den Unterricht die nöthigen Präparate zu beschaffen.

STAPHYLOCOCCUS — CULTUR[1]

Sie ist die Wiedergabe einer 5000fachen Vergrösserung der Staphylococcencultur mit der charakteristischen Haufenbildung.

STREPTOCOCCUS — BOUILLONCULTUR

Diese Phototypie ist die Wiedergabe einer Bouilloncultur des Streptococcus pyogenes in 5000maliger Vergrösserung. Die direkte Vergrösserung hat den Vortheil, die wirkliche Form des Microben und seine Verlängerung im Momente der Theilung zu zeigen.

STREPTOCOCCUS — KANINCHENNIERE

Schnitt einer Kaninchenniere eines an Streptococcenseptikämie verstorbenen Thieres. Das Kaninchen ist für die Einimpfung des Streptoccus pyogenes sehr empfindlich. Man kann Microben züchten, die in unendlich kleiner Dosis tödtlich wirken, und das Kaninchen geht infolge einer Generalisirung des Microben auf dem Wege der Blutbahnen in alle Organe zu Grunde. Ausser anderen pathologischen Veränderungen ist die fast vollkommene Auflösung des Blutes bemerkenswert, so dass es unmöglich wird, Präparate eines streptococcenfältigen Blutes mit unversehrten

1. Photographische Vergrösserung von Herrn Clément Maurice (Laboratorium des Doktors Doyen).

SUPPURATION

Staphylococcus and streptococcus are the ordinary causes of suppuration; they are easy to study, and documents for teaching this subject being found without any difficulty, we have considered as unnecessary to give it a large extension in our collection.

STAPHYLOCOCCUS — CULTURE[1]

This is the reproduction of staphylococci clustered in the characteristic way, taken from a culture and magnified 5000 times.

STREPTOCOCCUS — CULTURE IN BROTH

This coloured photograph is the reproduction under a 5000 diametres magnifying power of Streptococcus pyogenes cultivated on gelose. Direct magnifying has the advantage of enabling to see the exact form of the microbe and its lengthening whilst in the act of multiplying by fission.

STREPTOCOCCUS — RABBIT'S KIDNEY

This is the section of a kidney taken from a rabbit dead of streptococcic septicemia. Rabbits are very easily affected by inoculation with Streptococcus pyogenes and virulent microbes may be obtained with infinitesimal doses : the animal died of generalisation diffused in all the organs by the blood vessels. An interesting fact is, that the blood is nearly entirely hemolysed; it is quite impossible to find normal red globules in preparations made with streptococcus blood. This plate illustrates this particular state of blood in a glomerule.

1. Clément Maurice's photographic enlarging (Dr Doyen's laboratory).

La coupe a été traitée successivement par :

Carmin chlorhydrique	10 minutes
Lavage à l'alcool	Quelques secondes
Violet de gentiane	5 minutes
Liquide de Gram	2 minutes
Lavage à l'eau.	

Coloration du protoplasma par une solution de picro-indigo carmin[1] :

Acide picrique à saturation	1 partie
Carmin d'indigo (sulfo-indigotate de soude) saturé dans l'eau	2 parties

Laisser agir quelques minutes. Lavage rapide à l'eau.

Décoloration par l'alcool. Essence de girofle. Xylol.

Les préparations ainsi obtenues sont très agréables à l'œil et montrent beaucoup de détails de structure : on les obtient facilement en tenant compte de ce que le carmin d'indigo est très soluble dans l'eau, insoluble dans l'alcool.

Les noyaux des cellules sont colorés en rouge vif, les globules sanguins en jaune ou jaune verdâtre ; les protoplasmas prennent des teintes variées, depuis le vert jusqu'au bleu pur.

Les microbes restent en violet foncé, et les amas de streptocoques ou les chaînettes se distinguent très bien sur le fond de la préparation, dans les capillaires du glomérule ou les capillaires inter-canaliculaires.

1. On peut aussi mélanger les deux solutions : liquide de Gram et picro-indigo-carmin, les faire agir en même temps et colorer les protoplasmas pendant le temps d'action de l'iode.

Blutkörperchen darzustellen. Die Tafel zeigt im Glomerulus diese eigenthümliche Veränderung des Blutes.

Der Schnitt wurde hintereinander gefärbt mit :

Salzsaurem Karmin	10 Minuten.
Waschung mit Alkohol	Einige Sekunden.
Gentianaviolett	3 Minuten.
Gram'sche Lösung	2 Minuten.
Abspülen mit Wasser.	

Färbung des Protoplasma mittels einer Lösung von Pikro-Indigokarmin[1] :

Gesättigte Pikrinsäure	1 Theil
In Wasser gesättigtes Indigokarmin (indigo-schwefelsaures Natron)	2 Theile

Man lässt einige Minuten einwirken und wäscht rasch mit Wasser ab. Hierauf Entfärbung durch Alkohol, Nelkenöl und Xylol.

Die so angefertigten Präparate sind sehr schön und zeigen viele Details ihrer Structur. Man kann sie leicht darstellen, wenn man darauf Rücksicht nimmt, dass das Indigokarmin sehr leicht im Wasser löslich, im Alkohol aber unlöslich ist.

Die Zellkerne sind lebhaft roth gefärbt, die Blutkörperchen gelb oder grüngelb. Das Protoplasma hat verschiedene Tonabstufungen vom Grün bis zum reinen Blau. Die Microben sind tiefviolett gefärbt und der Haufen oder die Ketten der Streptococcen heben sich sehr schön vom Grunde des Präparates in den Capillaren der Glomeruli oder jenen Capillaren ab, welche zwischen den Harnkanälchen liegen.

1. Man kann auch die beiden Lösungen (Gram'sche Flüssigkeit und Picro-Indigo-Carmin) mischen, sie gleichzeitig einwirken lassen und das Protoplasma während der Jodwirkung färben.

The section has been successively treated with :

Chlorhydric carmin	10 minutes.
Wash with alcohol	A few seconds.
Gentian violet	5 minutes.
Gram's solution	2 minutes.
Wash with water.	

Then stain the protoplasma with a solution of picro-indigo-carmin[1] :

Picric acid in saturation	1 part
Indigo carmin (sulfo-indigotate of sodium) saturated in water	2 parts

Leave it to act for a few minutes. Rinse quickly with water. Discolour with alcohol. Clove Oil, Xylol

These preparations are very fine and show many details of the tissues structure ; they are easily obtained when it is remembered that indigo-carmin is very soluble in water but insoluble in alcohol.

The cell's nuclei are stained in bright red, the blood corpuscles in yellow or greenish yellow ; the protoplasmas take various hues varying between green and pure blue.

The microbes remain dark violet and the clusters of streptococci or the chains they form show off well on the ground of the preparation, either in the capillaries of the glomerule or in the inter-canalicular capillaries.

1. You can equally mix the two solutions : Gram's liquid and picro-indigo-carmin, use them together and stain the protoplasma while the iodine is reacting.

PNEUMOCOQUE

PNEUMOCOQUE

Le pneumocoque de Talamon-Frænkel ou Diplococcus lanceolatus est l'agent de la pneumonie franche aiguë; il a été décrit par Talamon, en 1885, sous le nom de microbe en grain d'orge et distingué très bien par Frænkel, en 1884, du pneumo-bacille qui avait été décrit par Friedlænder comme microbe de la pneumonie.

Ce microbe avait été signalé, en 1881, par Pasteur dans la salive d'un enfant mort de la rage; il existe dans la bouche de beaucoup de personnes à l'état de santé. Sous certaines conditions, surtout impression de froid, son pouvoir pathogène peut être exalté et la pneumonie se déclare.

On le trouve en grand nombre dans les crachats pneumoniques, rouillés, caractéristiques de la maladie.

L'inoculation expérimentale tue la souris, le lapin. La souris est le réactif par excellence : on décèle la présence du pneumocoque dans un produit pathologique en l'inoculant sous la peau d'une souris; celle-ci meurt en 2 ou 3 jours et le microbe est retrouvé dans le sang, à l'état de pureté.

La culture est obtenue dans les milieux ordinaires, bouillon, gélose, etc.; le microbe ne pousse pas en gélatine à la température de 24°.

Dans les cultures, il périt rapidement; très ordinairement après 7 jours, les réensemencements sont stériles; on peut le conserver plus longtemps en bouillon ascite (milieu de Marmoreck) ou sur gélose au sang ou dans les milieux cerveau (Carnot).

La durée de végétabilité du microbe varie d'ailleurs beaucoup avec les divers échantillons.

(VI)

PNEUMOCOCCUS

Der Pneumococcus von Talamon-Fränkel oder Diplococcus lanceolatus ist der Krankheitserreger der gewöhnlichen acuten Lungenentzündung.

Er wurde im Jahre 1885 von Talamon unter dem Namen « gerstenförmiger Micrococcus » (microbe en grain d'orge) beschrieben und im Jahre 1884 von Fränkel sehr genau von dem Pneumobacillus unterschieden, der von Friedländer als der Microbe der Lungenentzündung beschrieben worden war.

Dieser Microbe war im Jahre 1881 von Pasteur im Speichel eines an Hundswuth verstorbenen Kindes gefunden worden. Er existirt im Munde von vielen gesunden Personen. Unter gewissen Bedingungen, besonders unter dem Einflusse der Kälte, steigt seine krankheitserregende Kraft, was eine Lungenentzündung zur Folge hat.

Man trifft ihn in grosser Zahl in den so charakteristischen rostbraunen pneumonischen Sputis.

Die Verimpfung mit ihm tödtet die Maus, das Kaninchen doch ist die Maus das beste Versuchsthier, sodass man die Anwesenheit des Pneumococcus in einem Krankheitsproducte leicht feststellen kann, wenn man von diesem unter die Haut einer Maus einimpft. Diese stirbt in 2 bis 5 Tagen und man kann den Microben in Reinculturen aus dem Blute züchten.

Die Cultur wird am besten in den gewöhnlichen Nährböden, Bouillon, Agar u. s. w. hergestellt. Der Microbe wächst nicht auf Gelatine bei einer Temperatur von 24°.

In den künstlichen Nährböden geht er rasch zu Grunde; zumeist schon nach 6 bis 7 Tagen, bleiben die verimpften Röhrchen steril; doch kann man ihn viel länger aufbewahren in Bouillonascitesröhrchen (Nährboden von Marmoreck) oder auf Agarblutröhrchen oder schliesslich auf Nährböden, die mit Gehirnmasse bereitet sind (Carnot).

Die Lebensdauer des Microben wechselt übrigens stark bei den verschiedenen Stämmen desselben.

PNEUMOCOCCUS

Talamon-Frænkel's pneumococcus or Diplococcus lanceolatus is the cause of acute pneumonia; it was described by Talamon in 1885 under the name of microbe en grain d'orge (barley grain microbe), and very well differenciated by Frænkel in 1884 from the pneumo-bacillus described by Friedländer under the name of microbe of pneumonia.

This microbe had been seen by Pasteur in the sputum of a child who died of rabies; it may be found in the mouths of people enjoying perfect health. Under certain conditions, specially under the influence of cold, its pathogenic power may be exalted and pneumonia occurs.

It is abundantly found in rusty sputums characteristic of pneumonia.

Mice and rabbits are killed by experimental inoculation. Mice are considered as an excellent reactif; the presence of pneumococcus in any pathological substance is demonstrated by the subcutaneous inoculation of a mouse; the animal dies 2 or 3 days later and the microbe of pneumonia alone is found in the blood.

Cultures are obtained in ordinary nutrient media, broth, gelose, etc.; but at the temperature of 24°, no growth occurs in gelatine.

The microbe dies rapidly when cultivated, generally in about 7 days and reinoculations are sterile; it may nevertheless be preserved longer in ascitic broth (Marmoreck's media) or on gelose mixed with blood, or again in a media prepared with brainsubstance. (Carnot).

The state of vegetation of the microbe varies with the different samples.

Planche I

CULTURE SUR GÉLOSE — PHOTOTYPIE

Photographie à un grossissement de 10000 d'une culture sur gélose, colorée par la méthode de Gram ; les microbes, ordinairement en diplocoques, montrent la forme caractéristique de grains d'orge ou flammes de bougie opposés par la base large. La photographie est intéressante, parce qu'elle donne les différents stades de la division du microbe.

Planche II

PNEUMOCOQUE

CAPSULES POSITIVES ET NÉGATIVES

La capsule du pneumocoque a toujours été signalée par ceux qui ont étudié les produits pneumoniques. Pasteur avait décrit le microbe sous le nom de microbe à auréole et Friedländer avait été induit en erreur, parce que le pneumo-bacille comme le pneumocoque a une capsule ; les deux microbes sont pourtant très différents à tous les points de vue. La planche montre les pneumocoques avec la capsule positive et négative.

Pour obtenir la capsule colorée, on doit employer des méthodes de coloration spéciales, basées surtout sur l'emploi de l'acide acétique (méthode de Friedländer, méthode de Ribbert) ; la capsule, sorte de mucine, est soluble dans les alcalis, coagulée par les acides ; elle est surtout facile à voir dans les milieux albumineux, crachats, sang, exsudat péritonéal, cultures en sérum, parce que l'albumine sert, jusqu'à un certain point, de mordant pour la couleur.

Dans la méthode de Friedländer, la préparation séchée, fixée, est d'abord traitée par une solution d'acide acétique à 1 pour 100, puis colorée par le violet de gentiane ; le microbe apparaît en violet

---

Tafel I

AGARCULTUR — PHOTOTYPIE

Photographie von Microben aus einer Agarcultur bei tausendfacher Vergrösserung. Sie zeigen, nach der Gram'schen Methode gefärbt, gewöhnlich in Diplococcenform, das charakteristische Aussehen von Gerstenkörnern oder Kerzenflammen, die mittels der Breitseite einander gegenübergestellt worden wären. Die Photographie ist interessant, weil sie die verschiedenen Stadien der Theilung des Microben wiedergibt.

Tafel II

PNEUMOCOCCUS — POSITIVE UND NEGATIVE HÜLLEN

Der Hof des Pneumococcus wurde stets von jenen beobachtet, die pneumonische Producte studiert hatten. Pasteur hatte den Microben unter dem Namen « Microben mit dem Hofe » (microbe à auréole) beschrieben, und Friedländer täuschte sich, weil sowohl der Pneumobacillus wie der Pneumococcus einen Hof (Halo) besitzt. Doch sind die beiden Microben in jeder Beziehung von einander verschieden. Die Tafel zeigt die Pneumococcen mit ihrer positiven und negativen Hülle.

Um die Kapsel deutlich sichtbar zu machen, muss man sich specieller Färbungsmethoden bedienen, besonders jener, die auf der Verwendung der Essigsäure beruhen (Methode von Friedländer, Methode von Ribbert). Die Kapsel, aus mucinartiger Substanz gebildet, ist in Alkalien löslich, wird jedoch durch Säuren gefällt. Sie ist besonders leicht auf eiweissreichem Boden zu sehen (Sputum, Blut, Bauchfellexudat, Serumcultur), weil nämlich das Eiweiss gewissermassen als Beize für den Farbstoff dient.

Verfährt man nach der Methode von Friedländer, so wird das getrocknete und fixirte Präparat zu-

---

Plate I

CULTURE ON GELOSE

Photograph (magnified 10000) of a culture or gelose, stained by Gram's method. The microbes which are generally diplococci, have the characteristic appearance of barley grains or of candle flames touching each other by their widest basis. This photograph is interesting as it gives the different stages of the microbes.

Plate II

PNEUMOCOCCUS — NEGATIVE AND POSITIVE CAPSULES

Bacteriologists who have studied pneumonia have all described the capsule of the pneumococcus ; Pasteur named this microbe « microbe à auréole » (crowned microbe) and Friedländer was mistaken through the pneumo-bacillus having a capsule like the pneumococcus, although these two microbes differ on all other points. This plate shows the pneumococci with the positive and negative capsule.

To well see the capsule, special methods chiefly based on the action of acetic acid, must be employed (methods of Friedländer, of Ribbert). The capsule which is a sort of gelatine, is soluble in alcalis ; it coagulates when treated with acids, and is easily evident when in albuminous media, such as sputum, blood, peritonaeum effusions, cultures on serum, etc. the albumine up to a certain degree acts as a mordant for the dye.

In Friedländer's method, the preparation dried and fixed is first treated with a 1 % solution of acetic acid and next stained with gentian violet ; the microbe is of a dark violet colour ; the capsule is pale and shows off well on the ground of the preparation

foncé, tandis que la capsule, plus légèrement teintée, se distingue très bien sur le fond de la préparation. Il faut, pour affirmer la présence d'une capsule, avoir la coloration positive; souvent, on peut être trompé par la présence, autour d'un microbe, d'un halo, d'une auréole blanche, régulière, simple accident de fixation qui donne l'illusion d'une capsule non colorée.

On peut aussi employer la méthode de Ribbert, coloration par :

Violet dahlia	1
Alcool	10
Acide acétique	12
Eau	100

Dans bien des cas, la thionine donne d'excellents résultats, surtout dans les préparations de sang.

Le procédé le plus sûr est encore celui du mordançage de Neuhaus: traiter pendant quelques minutes la préparation par le tannate ferreux, laver, colorer par fuchsine ou violet de gentiane. — Avec ce procédé, on peut mettre la capsule en évidence dans les cultures en bouillon ou sur gélose.

L'exsudat péritonéal permet toujours de voir de très belles capsules.

Planche III

PNEUMOCOQUE — SANG

Chez les animaux inoculés avec le pneumocoque, la mort arrive par une véritable infection septicémique. On peut faire de très belles préparations de sang avec les globules admirablement conservés. Le sang étalé sur lame, avec les précautions ordinaires, est fixé par l'alcool-éther, coloré par une solution aqueuse de fuchsine, comme cela a été fait (planche III à gauche). A cause de la simplicité du tissu, les microbes sont faciles à voir entre les globules sanguins et ils se présentent avec une capsule incolore

nächst in eine 1-prozentige Essigsäurelösung gegeben, hierauf mit Gentianaviolett gefärbt. Der Microbe hat dann tiefviolette Farbe angenommen, während die schwächer gefärbte Kapsel sich schön vom Hintergrunde abhebt. Um die Anwesenheit einer Kapsel wirklich versichern zu können, muss man dieselbe ebenfalls gefärbt haben; sonst wird man nämlich sehr häufig durch die Gegenwart eines Halo getäuscht, der einen regelmässigen weissen Hof rings um den Microben bildet, was aber oft nur ein einfacher Zufall bei der Fixirung ist, welcher die Anwesenheit einer nicht gefärbten Kugel vortäuschen kann.

Man kann sich auch der Methode von Ribbert zum Zwecke der Färbung bedienen und verwendet dazu :

Dahliaviolett	1	Theil.
Alkohol	10	Theile.
Essigsäure	12	—
Wasser	100	—

In vielen Fällen gibt das Thionin allein schon ausgezeichnete Resultate, besonders in den Blutpräparaten.

Der sicherste Vorgang ist jedoch die Beizung von Neuhaus. Man gibt das Präparat auf einige Minuten in ein Eisentanninbad, wäscht, färbt mit Fuchsin oder Gentianaviolett. Mit diesem Verfahren kann man die Kapsel in Bouillon oder Agarstichcultur nachweisen.

Das Bauchfellexsudat gibt stets sehr schöne Kapselbilder.

Tafel III

PNEUMOCOCCUS — BLUT

Bei den mit Pneumococcen inficirten Thieren wird der Tod durch eine wahre Septikämie herbeigeführt. Man kann sehr schöne Blutpräparate mit wunderschön gefärbten Blutkörperchen darstellen. Das Blut, das in gewohnter Weise auf dem Objectträger ausgebreitet wurde, wird mit einer Alkoholäthermischung fixirt und durch eine wässerige Fuchsinlösung gefärbt, wie dies die linke Figur auf Tafel III zeigt. Infolge der einfachen Zusammensetzung des Gewebes sind die Microben leicht zwischen den rothen Blut-

to be certain that a capsule exists it must be stained, otherwise it is easy to mistake a halo or a sort of white regular crown surrounding a microbe, for a non-coloured capsule, while this appearance is simply due to a bad fixing.

In Ribbert's method, which may be equally refered to, staining is obtained with

Dahlia violet	1.
Alcohol	10.
Acetic acid	12.
Water	100.

Thionine alone may in certain cases give very good results, especially for blood preparations.

The best method is to use Neuhaus's mordant. Cover for a few minutes with tannate of iron, wash with water, stain with gentian violet or fuchsine.

The capsules by this method may be evident in cultures grown either in broth or on gelose.

Peritonaeum effusion is a very good media for demonstrating fine capsules.

Plate III

PNEUMOCOCCUS — BLOOD

Death is caused in animals inoculated with pneumococcus through a regular septicemic infection; very fine preparations of blood can be obtained, the corpuscles remaining well preserved. The blood is spread on a slide by the ordinary process, fixed with alcohol and ether, and stained with a fuchsine watery solution as it has been done for Plate III on the left side.

The tissue is of such a simple structure that the microbes can be easily seen between the red cor-

(capsule négative) mise en évidence sur le fond légèrement rose du plasma sanguin.

On peut aussi colorer en employant la méthode de Gram et l'éosine. Les globules sanguins sont colorés par l'éosine, les microbes colorés en violet noir ne montrent pas la capsule qui ne prend pas le Gram (planche III, à droite.)

körperchen zu sehen, wo sie von einer ungefärbten Kapsel (negative Kapsel) umgeben sind, die sich scharf von dem leicht rosa gefärbten Grunde, dem Blutplasma abhebt.

Man kann sich auch der Gram'schen Methode mit Zuhilfenahme des Eosins bedienen. Die rothen Blutkörperchen werden durch das Eosin gefärbt, die schwarz-violett gefärbten Microben zeigen nicht die Kapsel, welche die Gram'sche Methode nicht angenommen hat (Tafel III, rechts).

puscles, their capsules are not stained but they show off on the light pink ground formed by the blood plasma.

Staining may be obtained by Gram's method and eosine. The red corpuscles are stained with eosine, the microbes are dark violet and the capsule not stained by Gram's solution cannot be seen (Plate III, on the right side).

PESTE

PESTE

La bactériologie de la peste date de 1894, du moment où Yersin découvrit, à Hong-Kong, le microbe spécifique dans les bubons de pestiférés.

La peste qui paraissait, en Europe, classée dans le groupe des maladies oubliées, historiques, semble, depuis quelques années, s'éveiller et s'étendre progressivement; elle préoccupe les divers gouvernements, et déjà à Oporto, à Glascow, Naples, il y a eu des foyers limités qui ont pu heureusement être éteints sur place. Elle sévit, depuis plusieurs années, dans les Indes Anglaises; à Bombay en particulier, le nombre des victimes a été et reste encore considérable.

La peste est surtout une maladie des rats, accidentellement transmissible à l'homme; au début de la plupart des épidémies humaines, on a noté la maladie des rats; du rat à l'homme, la transmission doit se faire par les puces, d'après les expériences de Simond.

Planche I

BACILLE PESTEUX — CULTURE SUR GÉLOSE ET EN BOUILLON

Le bacille pesteux pousse très bien dans les milieux ordinaires, bouillon, gélose, gélatine. Il peut pousser à des températures relativement basses.

Sur gélose, il donne des colonies peu caractéristiques, semblables à celles du choléra des poules. L'examen microscopique montre des bactéries ou coccobacilles plus ou moins allongés, colorés surtout aux pôles.

En bouillon, la culture du bacille pesteux a un aspect spécial: le liquide n'est d'abord pas troublé; pendant les premières heures, il se forme dans toute la masse

(VII)

PEST

Die Bacteriologie der Pest beginnt mit dem Jahre 1894, dem Zeitpunkte, da Yersin in Hong-Kong den spezifischen Krankheitserreger in den Pestbeulen entdeckte.

Die Pest, die in Europa schon zu den vergessenen, nur historisch interessanten Krankheiten zu zählen schien, beginnt, seit einigen Jahren, sich wieder bemerkbar zu machen und sich immer mehr und mehr auszubreiten. Sie beschäftigt die verschiedenen Regierungen und schon konnten glücklicherweise Pestherde in Oporto, Glascow, Neapel auf die erste selbst beschränkt werden. Die Pest herrscht seit einigen Jahren in Vorder-Indien, ganz besonders in Bombay, wo die Anzahl ihrer Opfer beträchtlich war und bleibt.

Die Pest ist hauptsächlich eine Krankheit der Ratten, die nur zufallsweise auf den Menschen übertragbar ist. Bei Beginn der meisten menschlichen Epidemien hat man die Krankheit der Ratten constatiren können. Nach den Versuchen von Simond soll die Uebertragung von der Ratte auf den Menschen mittels der Flöhe geschehen.

Tafel I

PEST-BACILLUS.
AGAR- UND BOUILLONCULTUREN

Der Pestbacillus wächst sehr gut in den gewöhnlichen Nährböden, in Bouillon, Agar und Gelatine; er kann auch bei sehr niedrigen Temperaturen wachsen.

Auf Agar gibt er nicht besonders characteristische Kolonieen, die der der Hühnercholera gleichen. Die mikroskopische Untersuchung zeigt Bacterien oder Coccobacillen, die mehr oder weniger lang sind und sich besonders an den Polen färben.

Die Bouillon-Cultur hat ein ganz spezifisches Aussehen. In den ersten Stunden ist die Flüssigkeit zu-

PLAGUE

Bacteriological knowledge of plague dates from 1894, when Yersin discovered in Hong-Kong the specific microbe in plague bubos.

Plague was considered in Europe as a forgotten disease only interesting at an historical point of view; but of late it seems to revive and to extend progressively; different governments are concerned with it, and in Oporto, Glascow and Naples limited foci have been happily extinguished. Since a few years it exists in India, and namely in Bombay the number of victims is still considerable.

Plague is above all a disease of rats, accidentally conveyable to man; at the beginning of mostly all epidemics, rats have been noted as affected with it, and, since Simond's experiments, the transmission from rat to man is generally considered as due to fleas.

Plate I

PLAGUE B. — CULTURE ON GELOSE AND IN BROTH

Plague b. grows very well in ordinary nutrient media, broth, gelose, gelatine, and at a low temperature.

On gelose, colonies are not characteristic and resemble those of fowl-cholera; under the microscope bacteria or more or less long cocco-bacilli can be seen, and it is at both ends that the staining is best.

Cultures of plague b. have a special appearance in broth media; the liquid at first remains clear, but *snowy, light flocks* form in the whole liquid during the first hours; 24 hours afterwards they fall to the

du liquide, des *flocons neigeux*, légers, qui tombent peu à peu au fond du tube ; après 24 heures, l'aspect caractéristique ne paraît plus.

A l'examen microscopique, la préparation de culture en bouillon montre de longues chaînettes ou strepto-bacilles.

Les deux aspects du microbe sont montrés par la photographie. *A droite*, la culture en bouillon avec chaînettes, *à gauche*, la culture sur gélose.

Planche II

SANG

Le rat, la souris, succombent facilement, à la suite de l'inoculation de produits virulents, en 60-70 heures, et dans le sang on peut retrouver le microbe à l'état de pureté.

Les méthodes de coloration employées sont celles des microbes ne se colorant pas par la méthode de Gram. La thionine est toujours la méthode de choix.

Le sang du rat, étalé, fixé et coloré, montre les microbes spécifiques, surtout colorés aux deux pôles ; suivant la rapidité de la maladie, suivant la virulence et la rapidité du développement du bacille pesteux, les formes microbiennes sont ou presque rondes ou très allongées, bacillaires.

Les leucocytes mononucléaires dominent dans les préparations.

Planche III

FROTTIS DE BUBON

Il est toujours facile, même sur le vivant, de ponctionner un bubon avec une pipette et de recueillir quelques gouttes de pulpe pour inoculations et examen. La pulpe étalée, fixée à la flamme, peut être colorée par une couleur basique quelconque, en solution aqueuse, fuchsine, violet, etc. Lavage à l'eau.

---

nächst nicht getrübt; es bilden sich in der gesammten Flüssigkeitsmenge *schneeflockenartige Gebilde*, die leicht sind und nach 24 Stunden allmälig zu Boden fallen. Damit geht das characteristische Aussehen verloren.

Ein Präparat aus einer Bouilloncultur zeigt bei einer mikroskopischen Untersuchung lange Ketten oder Streptobacillen.

Dieses doppelte Aussehen des Microben wird auf der Photographie dargestellt. Rechts, die Bouilloncultur mit Kettenbildung; links, die Agarcultur.

Tafel II

BLUT

Die Ratte und die Maus gehen leicht an den Folgen der Verimpfung virulenten Materials zu Grunde, u. zw. in 60 bis 70 Stunden. Im Blute findet man den Microben in Reincultur.

Um ihn zu färben, benützt man die Methoden, welche man bei den Microben anwendet, die sich nicht nach der Gram'schen Methode färben. Die beste Art ist die Benutzung von Thionin.

Rattenblut, das auf dem Objectträger ausgebreitet, fixirt und gefärbt ist, zeigt die specifischen Microben, besonders an den beiden Polen gefärbt. Je nach der Raschheit der Erkrankung, nach der Virulenz und der Schnelligkeit der Entwicklung des Pestbacillus sind die Formen des Microben entweder ganz rund oder sehr in die Länge gezogen, bacillenartig.

In dem Präparate herrschen besonders mononucleäre Leucocyten vor.

Tafel III

AUSSTRICH-PRÄPARAT AUS EINER PESTBEULE

Es ist immer leicht, sogar beim lebenden Individuum, mit einer Pipette eine Punction einer Pestbeule zu machen und einige Tropfen Material für die Verimpfung und die Untersuchung zu gewinnen. Dieses wird ausgebreitet, in der Flamme fixirt, und durch irgend eine wässerige Lösung einer basischen Ani-

---

bottom and the characteristic aspect has disappeare

Under the microscope long chains of microbes strepto-bacilli can be seen.

These two different aspects are shown in the ph tograph. On the *right* is the culture in broth wi chains, on the *left* the culture in gelose.

Plate II

BLOOD

Rats and mice die readily 60 or 70 hours aft inoculation of virus, and pure microbes have the been found in their blood.

Staining is obtained by the methods which a used for all microbes not stained by Gram's method Thionine is certainly the best dye.

In spleen blood, spread, fixed and stained, specif microbes are seen, stained generally at both ends, a the microbes according to the rapidity, the virulen and the severeness of the disease, are either dot-li or rod-like.

In the preparations mononucleated leucocytes a predominant.

Plate III

BUBO'S PREPARATION

It is easy to examine bubo pus, even while t patient is alive, by puncturing the bubo and taking few drops of pulp with a capillary tube; these m be used either for inoculating or for examining und the microscope.

The pulp is spread on a slide, fixed in a flame a

Sécher, monter. L'abondance des microbes rend le diagnostic aisé.

Les préparations à la thionine donnent toujours les meilleurs résultats. — Une pareille préparation est représentée dans la planche; elle montre, à côté des éléments cellulaires du ganglion, noyaux, leucocytes polynucléaires, globules sanguins, des bacilles pesteux en grand nombre, ovoïdes, plus ou moins longs, souvent colorés aux deux pôles; la thionine les différencie très bien en rouge violacé, sur le fond plus clair et plus bleu des protoplasmas; les globules sanguins sont colorés en vert.

Planche IV

ÉPIPLOON DE LAPIN

Le bacille pesteux se développe surtout dans les lymphatiques et fait de véritables injections de ces vaisseaux, comme le montre la planche IV, représentant un épiploon de lapin mort en 72 heures; l'épiploon étalé a été fixé par le sublimé, puis coloré à la thionine.

On voit, au centre, un faisceau vasculaire, une veine, une artère et, parallèlement à la veine, superposé, un vaisseau lymphatique entièrement rempli de bacilles pesteux qui dessinent et montrent mieux que toute injection artificielle, le réseau lymphatique de l'épiploon.

Dans le sang, dans la veine ou l'artère, quelques bacilles pesteux sont visibles.

Planche V

FOIE DE SOURIS

La planche représente le foie d'une souris ayant succombé à la peste, fixé au sublimé; la coupe a été colorée par la thionine.

Autour d'une grosse veine, encore dans les espaces lymphatiques, on remarque deux amas microbiens et on voit, en coupe transversale, les lymphati-

linfarbe, Fuchsin, Violett u. s. w. gefärbt. Hierauf wird mit Wasser gewaschen, getrocknet, und das Präparat fertig gestellt. Der Reichthum an Microben macht die Diagnose leicht.

Die besten Resultate erzielt man durch die Verwendung von Thionin. Ein solches Präparat ist auf der Tafel dargestellt. Sie zeigt neben den zelligen Elementen der Drüse die Kerne, polynucleäre Leucocyten, rothe Blutkörperchen und feste Bacillen in grosse Menge, die elliptisch oder mehr oder weniger lang und an den beiden Polen häufig besonders gefärbt sind. Das Thionin färbt sie sehr gut rothviolett, sodass sie scharf von dem helleren Hintergrunde und dem tieferen Blau des Protoplasma abstechen. Die rothen Blutkörperchen erscheinen grün.

Tafel IV

GROSSES NETZ VOM KANINCHEN

Der Pestbacillus entwickelt sich hauptsächlich in den Lymphgängen und erzeugt geradezu Injectionspräparate dieser Gefässe, wie sie Tafel IV zeigt, die das Netz eines Kaninchens darstellt, das nach 72 Stunden gestorben ist. Das ausgebreitete grosse Netz wird in Sublimat fixirt und hierauf mit Thionin gefärbt.

Man sieht in der Mitte ein Gefässbündel, eine Arterie, eine Vene und parallel zu letzterer, über ihr, ein Lymphgefäss, das vollkommen mit Pestbacillen gefüllt ist, welche besser als jede künstliche Injection das Lymphgefäss des grossen Netzes scharf zeichnet.

In dem Blute der Vene oder Arterie sind einige Pestbacillen zu sehen.

Tafel V

LEBER VON DER MAUS

Sie stellt die Leber einer Maus dar, die der Pest erlegen ist. Das Organ wurde in Sublimat fixirt und das Schnittpräparat mit Thionin gefärbt.

Um die grosse Vene bemerkt man noch in den Lymphräumen zwei Bacillenhaufen und sieht im Querschnitte die Lymphgefässe mit Microben erfüllt.

can be stained with any basic aqueous solution of fuchsine or violet, etc.; it is then washed with water, dried and mounted. The microbes are so abundant, that diagnosis is easy.

Thionine preparations always give the best results. A preparation stained in this way is illustrated in Plate III; mixed with the cells of the ganglion, such as nuclei, polynucleated leucocytes, red corpuscles, etc., can be seen very numerous plague b. of ovoid form, more or less long and often only stained at both ends. They are stained by thionine in violet red, which renders them conspicuous on the lighter and bluish ground of protoplasma; the blood corpuscles are of a green colour.

Plate IV

EPIPLOON

Plague b. develop chiefly in the lymphatic vessels, which are absolutely injected, as can be seen in Plate IV illustrating the epiploon of a rabbit dead 72 hours after inoculation. This epiploon has been spread, fixed with perchloride of mercury and stained with thionine.

In the centre is a vascular bundle formed with a vein, an artery and a lymphatic vessel running parallel to the vein; this vessel is stuffed with plague b. which, better than any artificial injection, demonstrate the lymphatic plexus of the epiploon. Some plague b. are visible in the blood of the artery and of the vein.

Plate V

LIVER

This plate illustrates liver taken from a mouse dead of plague; the section has been fixed with perchloride of mercury and stained with thionine.

Two heaps formed with microbes are surrounding a big vein, still in the lymphatic lacuna, and all the sections of lymphatic vessels are stuffed with them.

ques remplis de microbes; dans le tissu hépatique lui-même, entre les trabécules, on peut voir des amas plus petits, et souvent on distingue un leucocyte mononucléaire rempli de microbes, point de départ d'un nouvel amas.

L'ensemble de ces planches est bien fait pour montrer la pullulation extraordinaire du bacille pesteux dans le corps des animaux et de l'homme malade; dans certains cas, les colonies sont si nombreuses, si grosses, qu'elles deviennent visibles à l'œil nu et donnent aux organes un aspect pseudo-tuberculeux.

Planche VI[1]

PHLYCTÈNE ET BUBON

Chez l'homme, le rat, la souris, le cobaye, le lapin, la maladie est presque toujours annoncée par l'apparition d'un bubon dans la région lymphatique correspondant au point d'inoculation et, dans certains cas, on a pu déterminer ce point d'inoculation, correspondant à une piqûre de puce ou de punaise (Simond). Dans ce cas, la pénétration et la pullulation du microbe sont marquées par une phlyctène que montre une des photographies (Phlyctène de la jambe).

Les bubons siègent très souvent à l'aine, ou, plus rarement, aux aisselles, au cou. Il y a toujours un gonflement du ganglion et un gros empâtement œdémateux, périganglionnaire.

La planche montre d'une part, un bubon axillaire chez un Hindou et d'autre part, un bubon pré-auriculaire chez un enfant.

Dans certains cas, beaucoup plus rares, il n'y a pas de bubon apparent, la pénétration du microbe

1. Les photographies de la planche VI font partie de la collection du D' Kaschkadamoff, elles nous ont été communiquées par le professeur Schottelius.

Im Lebergewebe selbst, zwischen den Trabekeln, kann man viel kleinere Haufen sehen, und man bemerkt häufig einen mononucleären Leucocyten, der mit Microben gefüllt ist und den Ausgangspunkt eines neuen Haufens bildet.

Die Gesammtheit der Tafel ist besonders geeignet, die ausserordentliche Verbreitung des Pestbacillus im Körper der Thiere und des kranken Menschen zu zeigen. In manchen Fällen werden die Kolonieen so zahlreich, so gross, dass sie mit freiem Auge sichtbar werden und den Organen ein pseudotuberculöses Aussehen verleihen.

Tafel VI[1]

PHLYCTÄNE — PEST-BEULE

Beim Menschen, der Ratte, der Maus, dem Meerschweinchen und dem Kaninchen ist das erste Anzeichen der Krankheit fast stets eine Beule in der Lymphgegend, welche dem Orte der Impfung entspricht, und in mehreren Fällen konnte man genau den Punkt der Impfung feststellen, der einem Floh- oder Wanzenstich entsprach (Simond). In diesem Falle ist der Ort, wo der Microbe eindringt und sich dann weiter verbreitet, durch ein Bläschen gekennzeichnet, das eine der Photographicen (Phlyctäne eines Beines).

Sehr häufig sitzen die Beulen in der Schenkelbeuge, seltener in der Achselhöhle oder am Halse. Immer beobachtet man dann ein beträchtliches Anschwellen der Lymphdrüse und eine starke ödematöse Schwellung um sie herum.

Die Tafel zeigt einerseits eine Achselbeule bei einem Hindou, andererseits eine preauriculäre Beule bei einem Kinde.

1. Die Photographicen auf der Tafel VI entstammen der Sammlung des Hrn. D' Kaschkadamoff, und sind von Hrn. Prof. Schottelius freundlich zur Verfügung gestellt worden.

Smaller heaps may be noticed in the hepatic tissue itself, between the trabeculi, and some mononucleate leucocytes are stuffed with microbes forming another heap.

The extraordinary multiplication of plague b. in animals and in man is demonstrated on all these plates. Colonies are sometimes so abundant that they can be seen with the naked eye and organs take a pseudo-tubercular appearance.

Plate VI[1]

PHLYCTAENA — BUBO

In man, rats, mice, guinea-pigs and rabbits, the disease is always ushered in by a bubo appearing in the lymphatic region corresponding to the point of inoculation, and in some cases it has even been possible to find out this exact point corresponding to flea or bug bites (Simond). In such cases penetration and multiplication of the microbes are pointed out by a phlyctene illustrated in one of the photographs.

Bubo exists generally in the groin, and less often in the axillary region and on the neck. These bubo are always accompanied by considerable swelling of the glands and œdematous thickening all around.

This plate illustrates the axillary bubo of a Hindou and the neck bubo of a child.

In some much rarer cases, the microbe having penetrated directly in the lungs, there is no bubo but plague pneumonia is the immediate result.

In all plague lesions, whether bubo or sputum are examined, enormous quantities of bacilli are always

1. The photographs of plate VI belong to the collection of D' Kaschkadamoff, and have been communicated by Professor Schottelius.

peut se faire par le poumon et une pneumonie pesteuse s'établir d'emblée.

Mais toujours dans toutes les lésions pesteuses, soit dans les bubons, soit dans les crachats, on trouve les bacilles spécifiques en quantité considérable (sauf dans les cas de bubons suppurés, ouverts ou en voie guérison),

Dans le cas de bubons anciens, suppurés, il peut arriver que l'examen microscopique reste négatif, et on doit, pour porter un diagnostic, faire des cultures et des inoculations.

In viel selteneren Fällen gibt es keinen sichtbaren Bubo, da das Eindringen des Microben durch die Lungen geschehen und sich durch eine Pest-Pneumonie sofort kundgeben kann.

Bei allen Pestfällen findet man, sei es in den Beulen, sei es im Sputum spezifische Bacillen in beträchtlicher Anzahl (mit Ausnahme der Fälle, wo die Beulen eitern, offen oder in Heilung begriffen sind).

Bei alten, vereiterten Bubonen kann die mikroskopische Untersuchung kein Resultat ergeben und, um die Diagnose sicher zu stellen, muss man Culturen machen und Thierimpfungen vornehmen.

found (except in cases of old gathering bubos, or of bubos beginning to heal).

When a bubo is old and gathering, microscopical examinations may prove negative, and inoculations and cultures are then necessary to form a diagnosis.

BACILLE TYPHIQUE

BACILLE TYPHIQUE

Le bacille typhique est l'agent de la fièvre typhoïde et il est admis que ce microbe peut se conserver et vivre dans les eaux contaminées; l'origine hydrique de la plupart des cas de fièvre typhoïde ne fait pas de doute.

C'est un microbe mobile, avec de nombreux cils vibratiles, ne se colorant pas par la méthode de Gram, très voisin par tous ses caractères du *Bact. coli commune*, hôte habituel de l'intestin. Certains bactériologistes ont voulu identifier les deux microbes; on les considère aujourd'hui comme deux espèces distinctes.

En l'état, la différenciation du bacille typhique est surtout basée sur les caractères négatifs de fermentation vis-à-vis de la lactose et sur les caractères de la culture sur pomme de terre; on a invoqué aussi le nombre des cils, beaucoup plus considérable chez le typhique que chez le coli.

Les réactions spécifiques des sérums les distinguent très bien.

Planche I

CILS

Le bacille typhique présente en effet de nombreux cils sur toute sa surface, comme le montre la phototypie d'une préparation de B. typhique jeune, colorée par la méthode de Lœffler.

Ces préparations de cils sont assez difficiles à obtenir et il faut, pour les réussir, réaliser un certain nombre de conditions.

D'abord avoir un bon mordant.

L'encre de Lœffler, récemment préparée, ne convient généralement pas.

    Sulfate ferreux à saturation. . . . . . . 50 gr.
    Tannin à l'éther à 20/80 . . . . 100 gr.
    Solution alcoolique de fuchsine . . . . 5 gr.

(VIII)

TYPHUSBACILLUS

Der Typhusbacillus ist der Krankheitserreger des Bauchtyphus, und man ist allgemein der Ansicht, dass dieser Microbe sich lebend in verunreinigtem Wasser erhalten kann. Es ist gar kein Zweifel, dass man die meisten Fälle von Bauchtyphus dem Genusse von Wasser zuschreiben muss.

Er ist ein beweglicher Microbe mit zahlreichen Geisselfäden, der sich nicht nach der Gram'schen Methode färbt und in allen seinen Eigenschaften dem Colibacillus sehr nahe steht, welcher letzterer sich regelmässig im Darm findet. Manche Bacteriologen waren geneigt, diese beiden Microben zu identificiren; heute betrachtet man sie als zwei ganz getrennte Arten.

Gegenwärtig beruht die Unterscheidung des Typhusbacillus hauptsächlich auf dem Mangel der Gährung von Milchzucker wie in culturelle Eigenschaften auf Erdäpfel. Man hat auch die bedeutend grössere Anzahl von Cilien beim Typhusbacillus gegen den Colibacillus ins Feld geführt.

Die specifischen Serumreactionen unterscheiden sie sehr genau.

Tafel I

CILIEN

Der Typhusbacillus zeigt thatsächlich zahlreiche Cilien auf seiner ganzen Oberfläche, wie es die Phototypie des Präparates eines jungen Bacillus darstellt, der nach der Methode von Löffler gefärbt ist. Diese Cilienpräparate sind ziemlich schwierig herzustellen, und, um ihre Sichtbarmachung zu erzielen, muss eine gewisse Anzahl von Bedingungen vorhanden sein.

Zunächst muss man eine gute Beize besitzen.

Der frisch bereitete Löffler'sche Farbstoff ist im Allgemeinen nicht besonders zu empfehlen.

    Gesättigtes Kupfersulphid. . . . . 50 Gr.
    Tannin-Aethermischung (20 auf 80 . . 100 Gr.
    Alkoholische Lösung von Fuchsin. . . . 5 Gr.

BACILLUS OF TYPHOID FEVER

B. typhosus is the agent of typhoid fever, and it is generally accepted that this b. is conserved and can live in contaminated waters; the most frequent origin of typhoid fever is certainly water.

This microbe is motile, provided with numerous flagella and is not stained by Gram's method; it closely resembles the B. coli communis, habitual host of the intestine. Some bacteriologists claim that these two are one and the same, others maintain that they are of a different species.

Actually the differentiation of the typhoid fever bacillus is based on the absence of fermentation when in presence of lactose, and on the different results obtained when cultivated on potatoe; the more numerous flagella of the B. typhosus have equally been considered as a distinguishing character.

Plate I

FLAGELLA

B. typhosus is provided on all its surface with numerous flagella, as can be seen in this photograph of a young bacillus, stained by Loeffler's method.

These preparations of flagella are rather delicate, and to succeed well, certain conditions must be fulfilled.

First a good mordant is necessary.

Loeffler's ink recently prepared is not perfect.

    Saturated solution of ferric sulfate. . . 50 gr.
    Tannin in ether at 20/80 . . . . . . 100 gr.
    Alcoholic solution of fuchsine. . . . . 5 gr.

Loeffler considers that this mordant must be old;

Il faut, comme l'avait remarqué Loeffler, laisser vieillir le mordant; un mordant de 15 jours convient le plus ordinairement; on peut améliorer extemporanément le mordant, en chauffant à une température élevée, pendant quelques heures; on peut aussi employer des mordants ferriques, au perchlorure de fer (Méthode de Bunge).

Avec un bon mordant, il est toujours facile de faire de bonnes préparations de cils.

Les microbes jeunes (culture de six à douze heures) sont étalés sur une lame propre (prendre une culture sur gélose en évitant la matière organique) : laisser sécher, fixer par la chaleur, mordancer en plusieurs fois en chauffant légèrement (jusqu'à émission de vapeurs), et en évitant (*ce qui est le point important*) de laisser sécher le mordant sur la lame; après chaque mordançage, rincer très soigneusement à l'eau.

Opérer sur la moitié de la lame en évitant que le mordant ne vienne au contact des doigts ou de la pince qui tient la lame. *Le mordançage fini, laver à fond pour éloigner toute trace du mordant.*

Colorer, en chauffant légèrement, par une couleur basique d'aniline, par ex. fuchsine phéniquée.

Avec ces précautions, on obtient, à coup sûr, de bonnes préparations de cils et on évite *le voile*, dû surtout à ce que des traces de mordant restent sur la lame, au moment de la coloration.

Une autre méthode, tout à fait excellente, est le procédé à l'argent de van Ermenghen.

Mordançage par tannate d'osmium :

Ac. osmique à 2 0/0 . . . . 5 gr.
Tannin à 20/80 . . . . 10 gr.

Tenir compte des précautions indiquées ci-dessus pour la propreté des lames et des manipulations. Il vaut mieux, ici encore, employer le mordançage fractionné et rincer soigneusement les lames après chaque mordançage; faire agir cinq à six fois le mordant, pendant une à deux minutes, à chaud.

Laver ensuite à fond pour éloigner toute trace de mordant.

Sensibiliser par nitrate d'argent à 1 pour cent, deux minutes.

Man muss, wie Löffler bemerkt hat, die Beize alt werden lassen. Am besten eignet sich eine 15 tägige Beize. Man kann die Beize rasch verbessern, wenn man sie durch mehrere Stunden stark erhizt. Eine Beize mit Eisen-Hyperchlorid (Methode von Bunge) eignet sich ebenfalls.

Mit einer guten Beize ist es immer leicht, gute Cilienpräparate fertig zu stellen.

Junge Microben von 6 bis 12 stündigen Culturen werden auf einen gereinigten Objectträger ausgebreitet (man nimmt Geloseculturen, wobei man die organischen Substanzen vermeidet), man trocknet, fixirt durch Hitze, beizt mehrere Male, indem man leicht erwärmt (bis zum Aufsteigen von Dämpfen) und indem man — was die Hauptsache ist — zu vermeiden trachtet, die Beize auf dem Objectträger trocknen zu lassen; nach jeder Beizung wäscht man sehr gründlich in Wasser.

Man arbeitet auf der Hälfte des Objectträgers und vermeidet die Berührung der Finger oder der den Objectträger haltenden Pinzette mit der Beize. *Ist die Beizung zu Ende, so wäscht man sehr gründlich, um jegliche Spur der Beize zu entfernen.*

Man färbt hierauf (wobei man leicht erwärmt) mit einer basischen Anilinfarbe, z. B. Karbol-Fuchsin.

Hat man alle diese Vorsichtsmassregeln beachtet, so kann man sicher gute Präparate der Cilien zustande bringen und vermeidet auf diese Weise den *Schleier*, der sich hauptsächlich dadurch bildet, dass Spuren der Beize im Momente der Färbung auf dem Objectträger zurückbleiben.

Eine andre, ganz ausgezeichnete Methode ist die sogenannte Quecksilbermethode von van Ermenghen.

Man fixirt und beizt in einer Osmium-Tanninbeize

2 prozentige Osmiumsäure. . . . . 5 Gr.
Tannin-Aether (20/80) . . . . 10 Gr.

mit den oben erwähnten Vorsichtsmassregeln für die Reinheit der Objectträger und der Handhabung. Auch hier ist es besser, die Beizung auf mehrere Male zu vertheilen und jedes Mal die Objectträger gut zu waschen. Man lässt 5 oder 6 mal die heisse Beize durch je 1 bis 2 Minuten einwirken.

---

15 days may be sufficient and it can be improved immediately by heating at a high temperature for a few hours.

The ferric mordants of perchloride of iron can equally employed (Method of Bunge).

With a good mordant it is always easy to obtain fine preparations of flagella.

Young microbes (6 to 12 hours culture) are spread on a clean slide (choose a culture on gelose and careful not to take any organic substance with it) let it dry, fix by heating, immerse in the mordant few times and heat slightly meanwhile (until formation of vapour), but be careful not to allow the mordant to dry on the slide; each time after using the mordant, rinse carefully with water. Use only half of the slide and avoid also to let the mordant come in contact either with the fingers or with the forceps holding the slide. *Once having finished with the mordant, wash thoroughly so that none is left.*

Stain with an aniline basic dye, such as carbol fuchsine and heat meanwhile.

By taking these precautions you are sure to obtain well stained preparations of flagella and you avoid " the veil " which is caused by small quantities of mordant left on the slide whilst staining.

An other excellent method is that of Van Ermenghen :

Fix and use as a mordant:

Osmic acid 2 0/0 . . . . 5 gr.
Tannin at 20/80 . . . . 10 gr.

Take the above precautions for manipulating and washing the slide. Here again it is better to employ frequently the mordant in small quantities and rinse carefully each time with water. (Employ the mordant five or six times during 1 or 2 minutes and heat at the same time).

Next wash thoroughly so as to get rid of the totality of the mordant.

Cover with nitrate of silver at 1 % for 2 minutes and without washing treat with

Ac. gallic . . . . 5 gr.
Tannin . . . . 5 gr.
Soluble acetate of sodium. . . . . . . 10 gr.
Water. . . . . 550 gr.

Sans laver, réduire par le réducteur :

Ac. gallique . . . . 5 gr.
Tannin . . . . 5 gr.
Acétate de soude fondu. . . . . 10 gr.
Eau . . . . 350 gr.

Laver à l'eau, sensibiliser et réduire une deuxième fois; les cils apparaissent et se développent comme une image photographique. On peut aussi, pour finir, colorer par la fuchsine.

Ce procédé de van Ermenghen est très sûr, mais il demande une très grande propreté dans les manipulations.

Planche II

RATE TYPHIQUE

Le bacille typhique se développe dans le corps du malade, à l'intérieur du tube digestif et en dehors du tube digestif; il donne, dans la rate, des colonies qui sont très caractéristiques de cette affection à l'examen microscopique. C'est dans la rate qu'il a été découvert par Eberth.

La planche montre une coupe de rate typhique, après fixation au sublimé et coloration à la thionine phéniquée.

Coloration rapide (deux à trois minutes) et différenciation par l'alcool. Il faut savoir chercher les bacilles typhiques dans ces coupes. Les microbes sont rarement à l'état isolé; presque toujours ils sont en colonies très distantes, peu nombreuses; on les distingue surtout à un grossissement faible (Objectif 4, Stiassnie; objectif 8 millimètres, Zeiss).

La thionine les montre, avec une teinte rouge violacée, sur le fond bleu ou verdâtre de la préparation; en les étudiant à un fort grossissement, on distingue la structure de ces colonies bactériennes et sur les bords, les individus isolés. Rarement, il y a une réac-

Man wäscht hierauf gründlich, um jegliche Spur der Beize zu entfernen.

Man macht durch 1 prozentiges Quecksilbernitrat während 2 Minuten empfindlich, und lässt ohne zu waschen, die Reducirung durch folgende Mischung einwirken :

Gallussäure . . . . 5 Gr.
Tannin . . . . 5 Gr.
Geschmolzenes essigsaures Natron . . . 10 Gr.
Wasser. . . . . 350 Gr.

Man wäscht, macht empfindlich und reducirt noch ein zweites Mal. Die Cilien erscheinen und entwickeln sich wie ein photographisches Bild. Man kann zum Schlusse noch mit Fuchsin färben.

Dieses Verfahren von van Ermenghen ist sehr sicher, doch bedarf es einer grossen Reinlichkeit in seiner Benützung.

Tafel II

MILZ

Der Typhusbacillus entwickelt sich im Körper des Kranken im Innern des Verdauungstractes und ausserhalb desselben. Er bildet in der Milz Kolonieen, die für diese Krankheit bei der mikroskopischen Untersuchung sehr charakteristisch sind. In der Milz ist auch der Bacillus von Eberth entdeckt worden.

Die Tafel zeigt einen Typhusmilzschnitt nach Fixirung im Sublimate und Färbung in Karbol-Thionin.

Man färbt rasch (2 bis 5 Minuten) und differencirt mit Alkohol. Man muss Übung haben, die Typhusbacillen in diesen Schnitten zu suchen. Die Microben sind selten einzeln; fast ausschliesslich sind sie in getrockneten Kolonieen, die wenig zahlreich sind. Man unterscheidet sie besonders bei schwacher Vergrösserung (Objectiv 4 Stiassnie, Objectiv 8 mm. Zeiss).

Das Thionin färbt sie roth-violett auf dem blau oder grünlichen Grunde des Präparates. Wenn man sie bei schwacher Vergrösserung prüft, unterscheidet man die Structur dieser Bacterienkolonieen und an ihrem Rande einzelne Individuen. Selten gibt es um die Kolonieen herum eine Entzündungsreaction, fast

Wash with water, begin a second time with nitrate of silver and with the above solution, and the flagella will appear as on a photograph : the preparation may be finally treated by staining with fuchsine.

This method of Van Ermenghen is very precise, but the manipulations must be gone through with great cleanliness.

Plate II

SPLEEN

In the organism, B. typhosus develops in the intestinal canal and otherwise; gives in the spleen colonies which under the microscope are characteristic of typhoid fever. This microbe was discovered by Eberth in the spleen.

Plate II shows a section of typhoid spleen after fixing with perchloride of mercury and staining with carbolic thionine.

Rapid staining (2 or 5 minutes), and differentiation with alcohol. You must be experienced to find B. typhosus in such sections. The microbes are rarely single, but being generally in separated and scarce colonies, they must be looked for with a low magnifying power (Linse 4 Stiassnie, linse 8 mm. Zeiss).

Stained with thionine they show off on the bluish or the greenish ground of the preparation in violet red. Studied with a higher amplification, the structure of these colonies may be examined and on the periphery some single specimens are noticeable. Inflammatory reaction around the colony is very rare ; these colonies develop generally anywhere in

tion inflammatoire autour de la colonie : presque toujours, celle-ci se développe dans la rate en un point quelconque : sur une coupe de un centimètre carré on n'en trouve souvent, pas plus de cinq ou six, c'est dire qu'il est à peu près impossible de les voir en cherchant à de forts grossissements.

ausschliesslich entwickeln sich die Kolonieen in der Milz an irgend einem Puncte. Auf einem Schnitte von 1 Quadratcentimeter findet man häufig nur 5 oder 6, d. h. es wird fast unmöglich, sie bei einer starken Vergrösserung zu finden.

the spleen, and often, in a section of 1 square centimeter, there are not more than 5 or 6, thus accounting for the difficulty in finding them without employing a high magnifying power.

CHOLÉRA

CHOLÉRA

CILS [1]

Le choléra est dû au développement dans l'intestin d'un vibrion qui secrète une toxine et qui occasionne un empoisonnement très grave. Il y a non pas un vibrion cholérique mais des vibrions cholériques.

Ce sont des microbes mobiles en forme de coma ou de virgule, plus ou moins gros, plus ou moins longs, donnant facilement dans les cultures des formes en boules.

La photographie représente le vibrion de Massaouah, coloré par la méthode de Lœffler. Cette espèce présente le plus habituellement quatre cils, disposés, soit deux à chaque pôle, soit trois à un pôle et un à l'autre.

D'autres espèces ne présentent ou qu'un seul cil, ou deux ou trois cils. On ne connaît pas de vibrion cholérique avec six ou huit cils.

La facilité avec laquelle ces vibrions se mettent en boules peut être expliquée par l'aspect que présentent ces microbes, lorsqu'on les colore par la méthode de Lœffler : les cils paraissent être en continuité directe avec le protoplasma du microbe et il ne semble pas y avoir de membrane différenciée.

Dans l'organisme des animaux vaccinés, dans l'intérieur des leucocytes et dans certaines conditions, en dehors des leucocytes, les microbes inoculés subissent le phénomène de Pfeiffer et se mettent en boule très facilement.

1. Agrandissement Clément Maurice.

CHOLERA

CILIEN [1]

Die Cholera entsteht durch die Entwicklung eines Vibrio im Darm, welch' ersterer ein Toxin ausscheidet, das eine sehr schwere Vergiftung erzeugt. Es gibt nicht einen Cholera-Vibrio, sondern Cholera-Vibrionen.

Es sind dies bewegliche Microben in Komma- oder Beistrich-Form, die mehr oder weniger dick und lang sind und leicht in den Culturen Kugelformen annehmen.

Die Photographie zeigt den Massauah-Vibrio nach der Methode von Löffler gefärbt. Diese Art besitzt gewöhnlich 4 Cilien, welche zu zweien an jedem Pol angebracht sind oder auch 3 an einem Pole und eine an dem entgegengesetzten.

Es gibt andere Arten, welche nur eine oder 2 oder 3 Cilien (Geisselfäden) besitzen. Man kennt keinen Cholera-Vibrio mit 6 oder 8 Cilien.

Die Leichtigkeit, mit welcher diese Vibrionen sich in Kugelform umwandeln, kann durch das Aussehen erklärt werden, welches sie haben, wenn man sie nach der Löffler'schen Methode färbt. Da scheinen die Geisselfäden directe Fortsetzungen des Protoplasma des Microben und es scheint hier keine Membran vorhanden zu sein.

Im Innern von vaccinirten Thieren, von Leucocyten und unter gewissen Bedingungen auch ausserhalb der Leucocyten bieten die eingeimpften Microben die Pfeiffer'sche Reaction dar und nehmen Kugelform an.

1. Vergrösserung nach Clément Maurice.

CHOLERA

FLAGELLA [1]

Cholera is caused by the growth in the intestinal canal of a vibrio producing a toxine which causes very severe poisoning. There is not one cholera vibrio but many.

These are motile microbes affecting the form of a coma, differing in size and taking very quickly, when cultivated, the aspect of grains.

Our photograph shows the vibrio of Massaouah stained by Löffler's method. This species is generally provided with 4 flagella, either two at each extremity or three at one end and one at the other. Other species may have only one, two or three flagella, but none are known to be provided with 6 or 8.

The facility with which these microbes take the aspect of grains can be explained by their appearance when stained by the method of Loeffler; the flagella then appear to be in direct continuity with the microbe's protoplasma and no membrane seems to exist then.

In the organism of vaccinated animals, in the leucocytes themselves and even under certain circumstances the inoculated microbes out of the leucocytes produce the phenomenon of Pfeiffer and take very easily the appearance of grains.

1. Clement Maurice's photographic enlarging.

FIÈVRE RÉCURRENTE

FIÈVRE RÉCURRENTE

Le spirille d'Obermeyer a été un des premiers microbes pathogènes vus au microscope, il est l'agent d'une maladie peu répandue, fréquente surtout dans certaines régions de la Russie, au Caucase.

Dans le sang des malades atteints, il est parfois en grand nombre; on le colore assez facilement dans le sang avec la fuchsine phéniquée ou la thionine, lorsque la préparation est bien étalée et bien fixée.

Il se présente sous la forme de longs éléments spiralés, très fins, de 40 à 50 μ de longueur, quelquefois enchevétrés, lorsque les microbes sont nombreux.

Avec la thionine, la coloration des spirilles est violet rougeâtre, les globules sanguins sont en vert.

C'est ce que montre la planche unique consacrée à cette maladie.

Pour bien mettre en évidence les spirilles dans le sang, on emploie quelquefois le procédé de Günther.

Le sang étalé sur lame, desséché, est d'abord traité par une solution d'acide acétique à 5 pour 100 qui dissout l'hémoglobine. Quelques secondes de contact.

Puis on expose la lame aux vapeurs d'ammoniaque; on lave à l'eau; on colore par le violet aniliné d'Ehrlich (5 à 10 minutes).

Les globules rouges sont incolores, les spirilles et les leucocytes sont seuls colorés.

RÜCKFALLS-FIEBER

Der Spirillus von Obermayer war einer der ersten pathogenen Microben, der unter dem Mikroskope gesehen wurde. Er ist der Erreger einer sehr verbreiteten Krankheit, welche sehr häufig in gewissen Gegenden Russlands und des Kaukasus vorkommt.

Im Blute der davon ergriffenen Kranken befindet sich der Spirillus häufig in grosser Zahl. Man färbt ihn sehr leicht im Blute mit dem Karbol-Fuchsin oder dem Thionin, wenn das Präparat gut ausgebreitet und fixirt ist.

Man sieht dann lange spiralige Formen, welche häufig 40 bis 50 μ Länge haben und die, wenn die Microben sehr zahlreich sind, manchmal mit einander verfilzt sind.

Bei der Färbung mit Thionin sind die Spirochaeten roth-violett, die rothen Blutkörperchen grün.

Dies zeigt die einzige Tafel, die dieser Krankheit bestimmt ist.

Um die Spirillen im Blute deutlich sichtbar zu machen, kann man manchmal auch die Methode von Günther benützen.

Das Blut wird auf dem Objectträger ausgebreitet, getrocknet und zunächst durch einige Sekunden mit einer 5 0/0 Essigsäurelösung behandelt, welche diesen rothen Blutkörperchen das Hämoglobin entzieht.

Hierauf lässt man auf das Präparat Ammoniak-Dämpfe wirken. Man wäscht in Wasser und färbt durch 5 bis 10 Minuten mit dem Anilin-Violett von Ehrlich.

Die rothen Blutkörperchen bleiben ungefärbt, nur die Leucocyten und Spirillen nehmen den Farbstoff an.

RECURRENT FEVER

Obermeyer's spirillum was one of the first pathogenic microbes seen under the microscope; it is the cause of a rather rare disease, only frequent in certain parts of Russia such as Caucasia.

In patients blood affected with this disease they may be found very numerous; they are easy to stain in the blood with carbolic fuchsine or thionine, when the preparation is well stained and fixed.

Its form is that of long, very thin spiraled elements of from 40 to 50 μ in length, sometimes entangled when the microbes are numerous.

With thionine the spirochetes are of a reddish violet hue and the blood corpuscles are green.

All this may be seen in the only Plate devoted to this affection.

Günther's process is sometimes used to show the spirilla in blood.

The blood is spread on a slide, dried and first treated with a 5 per cent solution of acetic acid which dissolves the hemoglobine. Leave in contact a few seconds.

The slide is then exposed to ammoniac vapours; rinse in water; stain during 5 or 10 minutes with Ehrlich's aniline violet.

The red corpuscles remain uncoloured, the spirilla and leucocytes alone being stained.

(X)

GONOCOQUE

GONOCOQUE

PUS

Le gonocoque est l'agent de la blennorrhagie ; on le trouve en abondance, constamment et très facilement dans le pus de l'uréthrite spécifique.

Pour le mettre en évidence, il est surtout important de bien étaler et bien fixer les éléments du pus ; ce qui est obtenu en utilisant les méthodes employées pour les préparations du sang : étalement régulier avec une lamelle, en couche très mince ; fixation par la chaleur, ou l'alcool, ou mieux par le sublimé acide.

Coloration.— La préparation, bien fixée, peut être colorée par toute couleur basique d'aniline en solution diluée dans l'eau. — A cause de la simplicité du tissu, toutes les méthodes sont applicables, et on peut utiliser ou la fuchsine, ou le violet de gentiane, ou le bleu de méthylène.

La méthode de choix est la coloration par la thionine, avec différenciation par l'alcool.

Une préparation de ce genre a été dessinée dans la planche.

Les éléments du pus sont surtout des leucocytes polynucléaires parfaitement conservés, rarement un mononucléaire ; de temps en temps une cellule épithéliale.

Les gonocoques sont presque toujours intra-cellulaires et quelquefois un leucocyte en est bourré. — La planche montre aussi un amas de gonocoques extra-leucocytaires.

La forme du microbe est un peu spéciale, surtout au moment de la division : l'allongement de l'axe longitudinal est peu marqué ; la division paraît se faire suivant un diamètre et les deux cellules filles, encore opposées, présentent un aspect réniforme ; on les a comparées à des grains de café. Le microbe isolé est un microcoque typique.

(XI)

GONOCOCCUS

EITER

Er ist der Krankheitserreger der Blennorrhagie. Man trifft ihn in grosser Anzahl stets und sehr leicht im Eiter der spezifischen Urethritis.

Um ihn sichtbar zu machen, ist es besonders wichtig, den Eiter gut auf dem Objektträger auszubreiten und zu fixiren. Es gelingt dies, wenn man sich der Methode zur Darstellung der Blutpräparate bedient : regelmässiger Ausstrich in dünner Schichte, mit Zuhilfenahme eines Deckglases, Fixirung durch die Hitze oder durch Alkohol, noch besser durch ein gesäuertes Sublimat.

Färbung. — Wenn einmal das Präparat gut fixirt ist, gelingt es, den Microben durch alle basischen Anilinfarben in verdünnter wässeriger Lösung zu färben. Infolge der einfachen Zusammensetzung des Gewebes sind alle Methoden anwendbar, und man kann sowohl das Fuchsin wie Gentianaviolett als auch das Methylenblau verwenden. Die beste Methode ist die Färbung mittels Thionin mit Differencirung durch Alkohol.

Ein solches Präparat wurde hier auf der Tafel dargestellt.

Der Eiter ist hauptsächlich durch polynucleäre Leucocyten gebildet, die sehr gut erhalten sind, selten durch einen mononucleären. Von Zeit zu Zeit sieht man eine Epithelialzelle.

Die Gonococcen sind fast ausnahmslos intracellulär, manchmal trifft man einen Leucocyten, der damit vollgestopft ist. Auf der Tafel sieht man aber auch einen Haufen von extra-leucocytären Gonococcen.

Die Form dieses Microben ist ein wenig eigenartig, besonders im Momente der Theilung. Die Verlängerung der Längsachse ist wenig kenntlich ; die Theilung scheint sich in der Richtung eines Durchmessers zu vollziehen, sodass die beiden Tochterzellen, die sich noch gegenüber stehen, eine Nierenform haben. Man hat sie auch den Kaffeebohnen verglichen. Der reingezüchtete Microbe ist ein typischer Micrococcus

GONOCOCCUS

PUS

Gonococcus is the cause of blennorrhagia and is always abundantly and easily found in the pus of specific urethritis.

To be able to see it, it is important to spread out and fix well the elements of pus ; this is done by using the same methods as for blood preparations. Spread a thin layer evenly with a cover-glass, fix by heating or with alcohol or, what is still better, with acid perchloride of mercury.

Staining. — Once well fixed, the preparation may be stained with any solution of aniline basic dye diluated in water. The tissue being of so simple a structure, any staining method may be followed ; fuchsine, gentiane violet or methylene blue may be used.

The choice method is to stain with thionine and differenciate with alcohol.

Such a preparation has been illustrated on this plate.

Nearly all the pus elements are very well conserved polynucleated leucocytes ; here and there may be a mononucleated cell ; also may be seen a few epithelial cells.

Gonococci are generally found in the cells and leucocytes are sometimes stuffed with them. On this plate gonococci may equally be seen outside the cells.

The microbe's form is peculiar, chiefly when in the act of multiplying by fission : the longitudinal axis is hardly lengthened ; it seems to divide by following only one diameter and the new cells still holding to one another determine a special appearance, which has been compared to that of coffee grains. The microbe that can be seen quite alone in the plate is a typical micrococcus.

TUBERCULOSE

TUBERCULOSE

La découverte du bacille tuberculeux par Koch a permis l'étude bactériologique de la tuberculose. Il est facile maintenant de mettre en évidence le microbe spécifique dans les lésions tuberculeuses : il est possible de le cultiver et de reproduire la maladie expérimentale par l'inoculation de cultures pures.

Les cultures du bacille sont toujours assez difficiles à réaliser ; il faut employer des milieux spéciaux pour obtenir une première culture et ensemencer des produits tuberculeux ne contenant pas de microbes d'impureté. En effet, quel que soit le milieu de culture employé, le bacille se développe toujours très lentement : il faut 15 à 20 jours pour que les colonies deviennent apparentes et si le milieu a reçu des microbes d'impureté, ceux-ci se développent toujours plus vite et empêchent l'obtention de la culture.

Le milieu de choix pour ces premières cultures est la pomme de terre glycérinée à 4 pour 100 ; on ensemence un certain nombre de tubes avec un produit tuberculeux, en ayant soin de bien broyer la matière d'ensemencement ; si on n'a pas à sa disposition des lésions tuberculeuses pures, une très bonne méthode est la suivante : on inocule un cobaye sous la peau, et on attend que le ganglion correspondant à la région inoculée soit pris, et devenu caséeux ; on prélève alors, au moyen d'une pipette, du pus caséeux et on ensemence les pommes de terre avec le pus qui, très généralement, contient le bacille à l'état de pureté ; on ensemence 5 à 6 tubes et, au bout de 12 à 15 jours, on a des cultures qui se développent sur la pomme de terre. Si on a porté la semence au contact du liquide glycériné (eau ou bouillon) qui baigne la pomme de terre, un voile très fin se développe à la surface du liquide ; ce voile jeune est tout à fait propice pour l'ensemencement ultérieur de nouveaux milieux de culture, surtout les milieux de culture liquides. On dépose, à la surface des liquides à ensemencer, une légère pellicule qui se développe rapidement, envahit comme un mycoderme toute la

(XII)

TUBERKULOSE

Die Entdeckung des Tuberkelbacillus durch Koch gestattete das Studium der Tuberkulose. Es ist jetzt leicht, den specifischen Microben in den tuberkulösen Geweben nachzuweisen ; es ist möglich, ihn zu züchten und durch die Einimpfung von Reinculturen die Krankheit experimentell zu erzeugen.

Die Züchtung des Bacillus ist noch immer ziemlich schwierig herzustellen. Man muss eigens bereitete Nährböden dazu verwenden, um eine erste Cultur zu erhalten, und man darf nur tuberkulöses Material verimpfen, das keine anderen Microben enthält. Denn wie auch immer der Nährboden, den man zur Cultur verwendet, sein mag, der Bacillus entwickelt sich immer äusserst langsam, so dass man 15-20 Tage braucht, damit die Kolonieen deutlich sichtbar werden ; und wenn man auf den Nährboden gleichzeitig fremde Microben verimpft hat, entwickeln diese sich stets schneller und verhindern dadurch, dass man seine Cultur erhält.

Der beste Nährboden, um erste Culturen zu erhalten, sind Erdäpfel, mit 4 0/0 Glycerin versetzt. Man impft auf eine grössere Anzahl von Röhrchen das tuberkulöse Material, wobei man dasselbe sorgsam verreibt. Sehr gut ist auch folgende Methode, wenn man nicht rein tuberkulöses Material zu seiner Verfügung hat : man impft ein Meerschweinchen unter die Haut und wartet, bis die Lymphdrüse, welche der eingeimpften Gegend entspricht, anschwillt und verkäst ; man entnimmt dann mittels einer Pipette etwas käsigen Eiter steril und beschickt hierauf mit demselben, der gewöhnlich den Tuberkelbacillus in Reincultur enthält, die Erdäpfel-Glycerinröhrchen. Man verimpft 5-6 Röhrchen und hat gewöhnlich nach 12-15 Tagen Culturen, die auf der Erdäpfel gut wachsen : wenn man das Impfmaterial mit dem Glycerinwasser oder der Glycerinbouillon, die sich auf dem Boden des Röhrchens befindet, in Berührung gebracht hat, so hat man einen sehr feinen Belag auf derselben, der sich auf der Oberfläche der Flüssigkeit weiter

TUBERCULOSIS

Owing to Koch's discovery of b. tuberculosis it has been possible to study this disease bacteriogically. It is now easy to demonstrate the specific microbe in the different tubercular lesions : it can be cultivated, and by inoculation of pure cultures the disease can be reproduced.

Cultivation of this bacillus is always a rather delicate operation ; special media must be employed to obtain a first culture and to inoculate tubercular matter containing no other microbes. Whatever may be the nutrient media, the bacillus always grows very slowly and 15 or 20 days are necessary for the colonies to appear ; if the media, has been inoculated with other microbes at the same time, these growing much quicker will stop the growth of the tubercular culture.

The best nutrient media for these first cultures is potatoe added with 4 0/0 of glycerine. A few test tubes are inoculated with tubercular matter previously triturated ; if the tubercular matter is not supposed absolutely pure a very good method is the following : a guinea pig is inoculated by a subcutaneous injection, and you then wait untill the gland corresponding to the inoculated region gets caseous. It is then easy to take in a pure state with a capillary tube a little of this caseous matter which contains generally absolutely pure bacilli and to inoculate the potatoe media ; 5 or 6 test tubes are inoculated and in from 12 to 15 days a culture appears on the potatoe ; if the virus has been in contact with the glycerin, water, or broth in which bathes the potatoe, a very thin film appears on the liquid surface and this film is excellent for further inoculations in new nutrient media especially so in liquid media ; the film is deposited on the surface of the liquid and very rapidly a thick veil develops covering the whole surface with b. tuberculosis.

The best nutrient media are those containing glycerine, such as broth, gelose, serum, etc... added to glycerine.

surface, donne des voiles très épais et une abondante récolte de bacilles tuberculeux.

Toujours les meilleurs milieux de culture sont les milieux glycérinés, bouillon, gélose, sérum, etc.

Le bacille tuberculeux se présente dans les cultures comme un bacille grêle, de 1/2 µ de largeur, plus ou moins long, se colorant difficilement par les solutions aqueuses ordinaires de couleur d'aniline.

On le colore assez rapidement en employant la fuchsine phéniquée de Ziehl et en chauffant vers 50 ou 60 degrés le bain colorant. Une fois coloré, le bacille perd difficilement la matière colorante et résiste à l'action décolorante des acides, azotique au tiers ou sulfurique au cinquième, etc.

Sur cette propriété sont basés la recherche et le diagnostic du bacille tuberculeux dans les tissus.

Les cultures inoculées reproduisent chez les animaux les lésions tuberculeuses caractéristiques et, depuis la découverte du bacille, on a pu beaucoup mieux étudier les modes de réaction de l'organisme vis-à-vis de l'infection tuberculeuse.

Le tubercule doit être considéré comme une réaction phagocytaire vis-à-vis du bacille, une accumulation de cellules d'origine lymphatique, qui entourent les bacilles envahisseurs et cherchent à annihiler leur action, sans toujours y réussir.

ausbreitet. Dieser junge, schleierförmige Belag ist sehr geeignet, um weiterhin neue Nährböden, insbesondere flüssige Nährböden zu beschicken. Zu diesem Zweck bringt man auf die Oberfläche der Flüssigkeit ein kleines Häutchen der Cultur, das sich dann rasch ausbreitet und schliesslich wie ein Mycoderma die ganze Oberfläche mit einer dicken Haut bedeckt und eine üppige Bacillencultur darstellt.

Stets sind die geeignetsten Nährböden jene, welche Glycerin enthalten, in Verbindung mit Bouillon, Agar, Serum u. s. w.

Der Tuberkelbacillus, den man Culturen entnimmt, ist ein zarter Bacillus von 1/2 µ Breite, von wechselnder Länge, der schwer durch die gewöhnlichen wässerigen Anilinfarbenlösungen gefärbt wird.

Man färbt ihn gut und rasch auf folgende Weise : Man benützt die Ziehl'sche Carbolfuchsinlösung, die man (in einem Schälchen) auf 50-60° erhitzt. Wenn einmal der Bacillus damit gefärbt ist, gibt er schwer den Farbstoff von sich und widersteht der entfärbenden Wirkung von Salpetersäure (55 0/0) oder Schwefelsäure (20 0/0) etc.

Diese seine Eigenschaft wird benützt, um den Tuberkelbacillus in den Geweben zu finden und als solchen zu diagnosticiren.

Der eingeimpfte Bacillus erzeugt bei den Versuchsthieren die charakteristischen tuberkulösen Veränderungen. Seit der Entdeckung des Bacillus hat man viel besser den intimen Vorgang des Widerstandes des Organismus gegenüber der tuberkulösen Infektion studieren können.

Der Tuberkel muss als eine phagocytäre Reaction gegen den Bacillus betrachtet werden, als eine Anhäufung von Zellen lymphatischen Ursprunges, die den eingedrungenen Bacillus umgeben und seine schädliche Wirkung — leider stets ohne Erfolg — zu verhindern trachten.

B. tuberculosis, when cultivated, is slender 1/2 broad, more or less long, difficult to stain with th ordinary aniline watery solutions.

It is rapidly stained with Ziehl's carbolic fuchsi heated to 50° or 60° centigr.; once stained in th way it is difficult to rid the b. of the dye and resists discolouring solutions such as nitric acid wi 2 parts of water, sulfuric acid with 4 parts of wa ter, etc...

This peculiar property is availed of for the re search and diagnosis of b. tuberculosis in the tissue

When inoculated, tubercular cultures reproduce animals the classic tubercular lesions and, sinc the discovery of the microbe, the reaction of organis in this disease has been studied in a much bett way.

The tubercle must be considered as a phagocyt reaction of the organism against the bacillus, as accumulation of cells of lymphatic origin surroun ing and trying to annihilate the invading baci without being always successfull.

Planche II

RÉACTION DE L'ÉPIPLOON

La planche II est très démonstrative à ce point de vue ; elle représente, très exactement dessiné, un frag-

Tafel II

REACTION IM GROSSEN NETZ

Tafel II ist in dieser Hinsicht sehr lehrreich. Sie stellt sehr genau ein Stückchen des grossen Netzes

Plate II

REACTION OF THE EPIPLOON

All this is very well demonstrated in Plate II, whic has been drawn very exactly from the fragment o

ment d'épiploon de lapin, inoculé dans le péritoine depuis 4 jours, avec une émulsion de bacilles tuberculeux vivants.

La préparation a été colorée, après fixation au subliné, par hématéine, fuchsine phéniquée de Ziehl, décoloration à l'aniline chlorhydrique, aurantia.

On voit, au centre de la préparation, un amas bacillaire et, tout autour, une accumulation de noyaux cellulaires dont l'origine n'est pas douteuse.

D'abord des boules chromatiques en forme de larmes, des gouttes balaviques fortement colorées qui représentent d'anciens leucocytes polynucléaires déjà altérés, montrant la chromatolyse du noyau ; les polynucléaires interviennent les premiers et tout de suite après l'inoculation (de quelques minutes à quelques heures), ils phagocytent les bacilles, comme cela est facile à constater sur les préparations du premier jour. Le second, le troisième jour, ils sont très nombreux puis disparaissent ; c'est la leucocytose polynucléaire initiale qui aboutit à la mort des leucocytes.

Alors interviennent de nouveaux éléments, les mononucléaires, et la préparation montre les premiers débuts de la formation du tubercule à la surface de l'épiploon ; à cause de la simplicité du tissu, on peut très exactement se rendre compte de ce qui se passe, le fond de la préparation montre les cellules endothéliales intactes, avec leur très gros noyau peu chromatique et pâle. D'autre part, la planche montre des éléments nouveaux, avec un noyau plus chromatique, un protoplasma plus dense, coloré en jaune; leur orientation, très exactement dessinée, est tout à fait intéressante. Toutes ces cellules, qui sont des leucocytes mononucléaires (les futures cellules épithélioïdes), tendent manifestement et convergent vers l'amas bacillaire central, pour entourer les bacilles.

Cette planche est la reproduction très exacte d'une préparation, sans schématisation aucune, elle nous paraît très démonstrative.

eines Kaninchens dar, das 4 Tage mit einer Aufschwemmung von lebenden Tuberkelbacillen intraperitoneal geimpft wurde.

Das Präparat wurde nach vorhergehender Fixirung mit Sublimat, mit Hamatin, Ziehl'schem Karbolfuchsin gefärbt, hierauf mit salzsaurem Anilin entfärbt und schliesslich mit Aurantia versetzt.

In der Mitte des Präparates sieht man einen Bacillenhaufen und rings herum eine Anhäufung von Zellkernen, deren Ursprung nicht zweifelhaft ist.

Zunächst Chromatinflecke in Thränenform, welche alle polynucleäre Leucocyten darstellen, die schon verändert sind, also Chromatolyse des Kernes. Diese polynucleären Zellen treten zuerst auf den Schauplatz, sofort nach der Einimpfung nach einigen Minuten oder Stunden, indem sie die Bacillen auffressen, wie dies leicht auf den Präparaten des ersten, zweiten und dritten Tages zu ersehen ist. In diesem Zeitpunkte sind sie sehr zahlreich und verschwinden dann. Die primäre polynucleäre Leucocytose findet ihren Abschluss durch den Tod der Leucocyten.

Später treten neue, die mononucleären Elemente in Action, und das Präparat zeigt den ersten Anfang der Bildung des Tuberkels auf der Oberfläche des grossen Netzes. Wegen der Einfachheit des Gewebes kann man den Vorgang genau beobachten. Man sieht im Präparate intacte endotheliale Zellen mit ihren sehr grossen, wenig gefärbten und blassen Kernen; andererseits sieht man neue Elemente mit einem stärker gefärbten Kern, einem dichten Protoplasma, das gelb ist, und dessen (hier sehr genau gezeichnete) Richtung ganz besonders interessant ist. Alle diese Zellen, welche mononucleäre Leucocyten sind, die zukünftigen epithelioidene Zellen convergiren ganz deutlich gegen den centralen Bacillenhaufen und trachten ihn vollkommen zu umschliessen.

Diese Tafel ist die getreue Wiedergabe eines Präparates ohne jegliche Schematisirung und scheint uns sehr lehrreich.

the epiploon of a rabbit inoculated four days previously in the peritoneum with an emulsion of living b. tuberculosis.

This preparation, after fixing in perchloride of mercury, was stained with hematine, with Ziehl's carbolic fuchsine, discoloured with chlorhydric aniline and then treated with aurantia.

In the centre of the preparation can be seen a heap of bacilli and all around an accumulation of cell's nuclei of an undoubtful origin.

First can be seen a chromatic substance affecting the form of tears very deeply stained which are polynucleated leucocytes already altered and showing chromatolyse of the nucleus; these polynucleated leucocytes are the first to appear; immediately after the injection (from a few minutes to a few hours), they begin to phagocyte the bacilli, as it is easy to verify on preparations made the first day; the second and third days they are very numerous but they then disappear. It is the initial polynucleated leucocytosis that ends in the death of the leucocytes.

Next appear new mononucleated elements and the preparation shows the beginning of the formation of the tubercle on the surface of the epiploon : the tissue being so simple in structure, it is easy to verify what is exactly going on; the ground of the preparation shows normal endothelial cells with their nucleus hardly coloured and pale; in another part of the preparation are new elements with better stained nuclei and a more compact protoplasma stained in yellow. The direction they take is exceedingly interesting; all these cells are mononucleated leucocytes (future epithelioid cells) which in a manifest way converge towards the central bacillary heap so as to surround the bacilli.

This plate is a very exact copy of a preparation in no way schematised and considered by us as very demonstrative.

Planche III

RATE DU LAPIN (AVIAIRE)

La planche III représente la réaction tuberculeuse du lapin, vis-à-vis du bacille tuberculeux aviaire, dans la rate. Le bacille tuberculeux aviaire constitue une espèce très voisine du bacille tuberculeux humain, mais s'en distingue par certains caractères de culture et son action pathogène différente sur les animaux.

Le bacille aviaire pousse dans les cultures plus rapidement que le bacille humain; la culture se fait à des températures plus élevées. A 40 et 41 degrés les cultures se font très bien.

Le bacille aviaire tue la poule, le pigeon, tandis que le bacille humain n'a aucune action sur ces oiseaux. Le bacille aviaire n'est pas pathogène pour le cobaye; il est au contraire très pathogène pour le lapin, et le lapin inoculé avec une petite quantité de culture aviaire dans les veines, meurt en 15 jours ou 5 semaines, avec une généralisation extraordinaire de bacilles tuberculeux et une éruption confluente de tubercules microscopiques dont la planche III représente un type dans la rate.

Cette réaction est caractérisée par la production de cellules géantes nombreuses, ces cellules résultent de la confluence de plusieurs éléments mononucléaires, elles contiennent des bacilles en quantité énorme. Entre les cellules géantes et les cellules épithélioïdes, se voient de nombreux éléments plus petits qui sont les lymphocytes.

Planche IV

PHAGOCYTOSE INITIALE

Le poumon du lapin se prête tout particulièrement

Tafel III

KANINCHENMILZ (VOGELTUBERKULOSE)

Tafel III stellt die tuberkulöse Reaction einer Kaninchenmilz gegenüber dem Bacillus der Vogeltuberkulose dar. Der Bacillus der Vogeltuberkulose ist eine Art, die der menschlichen sehr benachbart ist, von der er sich jedoch durch gewisse culturelle Eigenschaften und durch verschiedene krank machende Wirkungen auf die Thiere unterscheidet.

Der Bacillus der Vogeltuberkulose wächst auf dem Nährboden viel rascher als der der menschlichen; seine Cultur wächst auch sehr gut bei Temperaturen von 40-41°.

Der Bacillus der Vogeltuberkulose tödtet das Huhn, die Taube im Gegensatz zu jenem der menschlichen, der ohne Wirkung auf diese Vögel bleibt. Für Meerschwein, bleibt er ohne pathogene Wirkung. Dagegen ist er ausserordentlich virulent für das Kaninchen, das durch die intravenöse Impfung auch einer sehr kleinen Quantität einer solchen Vogelcultur in 15 Tagen bis 5 Wochen stirbt, wobei man dann in seinem Organismus eine ganz aussergewöhnliche Generalisirung der Tuberkelbacillen findet und eine Bildung von ineinanderfliessenden microscopischen Tuberkeln, von denen die Tafel III einen Typus aus der Milz darstellt.

Diese Reaction ist durch die ungeheuer zahlreiche Bildung von Riesenzellen gekennzeichnet: diese Zellen sind das Product, das aus dem Zusammenfliessen mehrerer mononuclearer Elemente entsteht, und enthalten eine ungeheuer grosse Zahl von Bacillen. Zwischen den Riesenzellen und den epithelioiden Zellen sieht man zahlreiche kleinere Zellen, die Lymphocyten sind.

Tafel IV

PHAGOCYTE AM BEGINNE DER INFECTION

Die Kaninchenlunge ist ganz besonders zum Stu-

Plate III

RABBIT'S SPLEEN (AVIAN)

Plate III shows how a rabbit's liver reacts against avian tuberculosis.

The avian tuberculosis bacillus is a very close neighbour to the human tuberculosis b., but it differs by certain details in the cultures and by its different pathogenic effects on animals. Cultures of avian tuberculosis grow quicker and at higher temperatures. At from 40° to 41° centigr. very good cultures are obtained.

B. of avian tuberculosis kills hens and pigeons whilst the human bacillus has no effect on these birds; it is not pathogenic for the guinea-pig, but exceedingly so for rabbits. A rabbit inoculated in the veins with a very small quantity of a culture of this bacillus dies in from 15 days to 5 weeks with an extraordinary generalisation of b. tuberculosis, and a confluent eruption of microscopical tubercles such as are represented in Plate III.

This reaction is characterised by the formation of numerous giant cells, due to the confluence of mononucleated cells; they contain enormous quantities of bacilli, numerous but smaller elements which are lymphocytes, and which are found between the giant and epithelial cells.

Plate IV

INITIAL PHAGOCYTOSIS

Rabbit's lungs are particularly useful for studying

à l'étude de l'histogénèse du tubercule ; il suffit d'inoculer une émulsion de bacilles, à peine opalescente, dans la veine de l'oreille, pour obtenir une tuberculose pulmonaire qui évolue et commence dès l'inoculation. A cause de la circulation pulmonaire, les bacilles, arrivant par les veines, passent d'abord dans le réseau capillaire du poumon et là sont arrêtés comme par un filtre ; ils sont rapidement fixés en place et la réaction de l'organisme peut être étudiée dès les premières minutes. C'est ce que montre la planche IV.

Figure 1

La figure *à gauche* représente un des capillaires du poumon, pris sur une coupe, faite dans les conditions suivantes :

Immédiatement après l'inoculation, la seringue mise de côté, l'animal a été sacrifié, les poumons ont été enlevés et fixés aussitôt dans le sublimé à saturation.

Sur la coupe du capillaire, on voit déjà les bacilles à l'intérieur des leucocytes polynucléaires ; dans les autres parties de la coupe, dans tous les capillaires, les leucocytes sont bourrés de bacilles ou les entourent ; par endroits, il existe de véritables thromboses leucocytaires autour d'amas bacillaires ; comme le bacille tuberculeux est immobile et que les coupes le montrent dans l'intérieur des polynucléaires Il faut bien admettre que la phagocytose dans ces conditions est pour ainsi dire immédiate.

La préparation a été obtenue en colorant les coupes d'abord par l'hématéine, puis lavage à l'eau, coloration par la fuchsine phéniquée 1 heure, différenciation par aniline chlorhydrique à 2 pour 100, suivie de la décoloration par alcool ; aurantia pour les protoplasmas, alcool, xylol et baume.

(XII)*

---

dium der Histogenese des Tuberkels geeignet. Es genügt, eine wenig trübe Aufschwellung von Bacillen in die Ohrvene einzuspritzen, um eine Lungentuberkulose zu erhalten, die vom Augenblick der Impfung sich immer weiter entwickelt. Die Bacillen gelangen durch den Lungenkreislauf zunächst in das Capillarsystem der Lungen, wo sie wie durch einen Filter aufgefangen werden. Sie werden rasch an Ort und Stelle festgehalten, und die Reaction des Organismus kann von den ersten Augenblicken an studiert werden. Man sieht dies auf Tafel IV.

Figure 1

Sie stellt eine Lungencapillare dar, die zwei Minuten nach der intravenösen Impfung entnommen wurde und zwar in der Weise, *dass, gleich nachdem man die Spritze weggelegt hatte, das Thier getödtet, die Lungen entfernt und sofort in gesättigter Sublimatlösung fixirt wurde.*

Die Zeichnung auf der linken Seite der Tafel zeigt einen Schnitt durch die Capillaren, und man sieht schon die Bacillen im Innern der polynucleären Leucocyten. Diese finden sich in ungeheurer Anzahl in den Lungencapillaren, die an manchen Stellen fast vollkommen damit verstopft sind. Da nun der Tuberkelbacillus an und für sich kein Bewegungsvermögen hat, und der Schnitt uns denselben im Innern der polynucleären Leucocyten zeigt, muss man wohl zugeben, dass die Phagocytose unter diesen Bedingungen sozusagen unmittelbar stattfand.

Das Präparat wurde auf die Weise dargestellt, dass man die Schnitte zuerst mit Hämatin färbte, darauf in Wasser wusch, eine Stunde in Carbolfuchsin liess, hierauf mit 2 procentigem salzsaurem Anilin versetzte, mit Alkohol entfärbte; hierauf Aurantia zur Färbung

---

the formation of the tubercle; after having simply inoculated a hardly opalescent emulsion of bacilli in a vein of the ear, tuberculosis of the lungs is surely obtained and will progress immediately after inoculation; the circulation of the lungs causes the bacilli to pass through the capillary plexus, they are stopped there as by a filtre, are very quickly fixed and reaction of the organism can be studied a few minutes afterwards. This is illustrated by Plate IV.

Figure 1

On the left figure, capillaries of the lungs are seen on a section prepared *after fixing with perchloride of mercury in saturation, the animal having been sacrificed immediately after inoculation.*

On the section of the capillary, bacilli can be seen inside the polynucleated leucocytes; in other parts of the section, in all the capillary vessels, the leucocytes are stuffed with bacilli; in some places there is actual thrombosis due to leucocytes surrounding groups of bacilli. The b. tuberculosis being non motile and sections showing that there are bacilli in the leucocytes, it must then be admitted that this phagocytosis has acted instantly.

This preparation was obtained by staining with hematine, washing with water, staining with carbolic fuchsine 1 hour, differenciating with 20 %, chlorhydric aniline and discolouring with alcohol, then staining the protoplasma with aurantia and lastly treating with xylol and balsam.

The first, second, and third day after inoculation, sections show a great many polynucleated leucocytes and the destruction of these leucocytes can be fol-

Le 1er, le 2e, le 3e jour après l'inoculation, les coupes montrent encore beaucoup de leucocytes polynucléaires et on assiste peu à peu à la destruction de ces leucocytes dans les foyers où on constate la présence de bacilles.

Figure 2

Dans la même planche, *à droite*, on voit la coupe d'un capillaire pulmonaire dilaté (animal sacrifié au 4e jour après l'inoculation), encore reconnaissable, et dans le centre du capillaire qui va devenir le centre de formation d'un tubercule, se trouve une cellule géante contenant beaucoup de bacilles; les leucocytes polynucléaires, dont le noyau a subi la chromatolyse, sont encore reconnaissables mais leur rôle est fini; à la leucocytose polynucléaire initiale a succédé la leucocytose mononucléaire, caractérisée par l'apparition de cellules épithélioïdes et de cellules géantes; dans la coupe, à ce moment, on ne voit presque plus de polynucléaires et déjà on peut voir les centres d'accumulation cellulaire qui vont devenir les tubercules ultérieurement développés.

Planche V

TUBERCULE INTRAVASCULAIRE (12e JOUR)

La planche V représente un de ces tubercules au 12e jour après l'inoculation et montre, dans l'intérieur

---

des Protoplasma, zum Schluss Alkohol, Xylol und Balsam wirken liess.

Die Schnitte vom 1., 2. und 3. Tag nach der Impfung zeigen zahlreiche polynucleäre Leucocyten, und man kann die allmälige Zerstörung der Leucocyten an jenen Herden verfolgen, wo man die Gegenwart der Bacillen nachweisen kann.

Figure 2

Auf der rechten Seite derselben Tafel sieht man den Schnitt einer erweiterten Lungencapillare (das Thier wurde am 4. Tage nach der Impfung getödtet), die noch deutlich als solche zu erkennen ist; in ihrer Mitte, die später das Centrum der Bildung eines Tuberkels wird, befindet sich eine Riesenzelle mit sehr vielen Bacillen. Die polynucleären Leucocyten, deren Kern Chromatolyse zeigt, sind noch gut zu erkennen, aber ihre Rolle ist zu Ende, denn der polynucleären Leucocytose, die zu Beginn war, ist die mononucleäre Leucocytose gefolgt, welche durch das Auftreten von Epithelioid- und Riesenzellen gekennzeichnet ist. Man sieht in diesem Augenblick im Schnitt fast gar keine polynucleären mehr. Man kann das schon aus den Mittelpunkten der Zellenanhäufung ersehen, die sich später zum Tuberkel weiter entwickeln.

Tafel V

INTRAVASCULÄRER TUBERKEL (12. TAG)

Dieselbe stellt einen solchen Tuberkel am 12. Tage nach der Impfung dar und zeigt im Innern einer

---

lowed in those parts where bacilli have made their appearance.

Figure 2

On the right side of the same plate is the section of a lung's dilated capillary vessel; in its centre a tubercle will appear later on and a giant cell can already be seen containing numerous bacilli; the polynucleated leucocytes whose nuclei have been stained are still recognisable, but they are no longer of any use and mononucleated leucocytosis characterised by epithelioid and giant cells has replaced the initial polynucleated leucocytosis; at this period hardly any polynucleated leucocytes may be found in the section, and on the fourth day the appearance of the lungs would be quite different as the accumulations of cells doomed to become later on tubercles could already be seen.

Plate V

INTRAVASCULAR TUBERCLE (12th DAY)

Plate V shows one of these tubercles twelve days after inoculation; epithelioid cells forming the centre

d'un capillaire, l'accumulation des cellules épithélioïdes qui constituent le centre d'un tubercule et contiennent des bacilles; il n'y a plus trace de leucocytes polynucléaires.

Le capillaire est encore parfaitement reconnaissable à sa forme allongée et à la présence de cellules endothéliales.

Tout autour, commence l'accumulation de lymphocytes qui se pressent autour de la zone centrale du tubercule.

Le nombre de ces cellules augmente de plus en plus; au 20e jour apparaît la caséification centrale des éléments épithélioïdes, les bacilles augmentent de nombre, et à ce moment réapparaissent, dans les coupes, de nouveaux leucocytes polynucléaires; il y a une leucocytose polynucléaire secondaire et une nouvelle dissémination de bacilles dans le tissu pulmonaire. Tout le parenchyme pulmonaire est parsemé de granulations tuberculeuses, disséminées manifestement le long des voies lymphatiques, autour des troncs vasculaires ou des bronches.

Ce sont les tubercules granuliques périvasculaires de la granulie généralisée.

Planche VI

TUBERCULE PÉRIVASCULAIRE (25e JOUR)

La planche VI montre un de ces tubercules dans le rein, placé à côté d'une artériole, dans un lymphatique; il s'est fait là une accumulation de cellules qui repoussent le tissu rénal et les canalicules.

La figure montre, très exactement dessinée, cette accumulation de cellules lymphatiques en un point du réseau lymphatique, et la préparation fournissait de nombreux exemples de ce type de tubercule granulique périvasculaire.

Il s'agit surtout ici d'une accumulation de cellules et non pas d'une prolifération cellulaire aux dépens des cellules de la paroi externe du vaisseau.

.•.

L'ensemble des planches II, III, IV, V, VI montre

Capillare die Anhäufung von Epithelioidzellen, welche das Centrum eines Tuberkels mit Bacillen bilden. Es ist keine Spur von polynucleären Leucocyten vorhanden.

Die Capillare ist noch an ihrer länglichen Form und aus der Gegenwart von Endothelzellen deutlich zu erkennen.

Ringsherum beginnt die Anhäufung von Lymphocyten, die sich um die centrale Zone des Tuberkels zusammendrängen.

Diese Zellenanhäufung nimmt immer mehr zu, und am 20. Tage bemerkt man die centrale Verkäsung der epithelioiden Zellen, während die Bacillen an Zahl zunehmen. In diesem Augenblick sieht man wieder auf den Schnitten polynucleäre Leucocyten auftreten (secundäre polynucleäre Leucocytose) und eine darauf folgende neue Ausbreitung der Bacillen im Lungengewebe. Das ganze Lungenparenchym ist von tuberkulösen Granulationen durchsetzt, die sich offenbar längs der Lymphwege, knapp neben den Gefäss- und Athmungskanälen verbreiten.

Das sind die perivaskulären Tuberkeln bei der Miliartuberkulose.

Tafel VI

PERIVASCULÄRER TUBERKEL (25. TAG)

Sie zeigt uns einen Nierentuberkel, der sich neben einer kleinen Arterie befindet, woselbst sich eine Zellanhäufung gebildet hat, die das Nierengewebe und die Harnkanälchen verdrängt.

Die Figur zeigt uns sehr genau diese Lymphzellenanhäufung in einem Punkte des Lymphgefässsystemes. Das Präparat liefert zahlreiche Beispiele dieses Typus von perivasculären Miliartuberkeln.

Es handelt sich hauptsächlich um eine Zellenanhäufung und nicht um eine Zellenproliferation auf Kosten der Zellen der äusseren Gefässwand.

.•.

Die Tafeln II-VI zeigen in der Reaction der von den Tuberkelbacillen inficirten Geweben die bedeutende

---

of a tubercle and containing bacilli are seen in a capillary vessel; no polynucleated leucocytes are left.

The capillary is easily recognisable by its form and by its endothelial cells.

The accumulation of lymphocytes is beginning and these are all pressing round the central zone of the tubercle.

This cells increases more and more in number, and the twentieth day the central caseification of the epithelioid elements appears, the bacilli increase in number and then new polynucleated leucocytes reappear in the section; there is a secondary polynucleated leucocytosis and another dissemination of bacilli in the lung tissue.

The whole pulmonary parenchyma is strewed with tuberculous granulations visibly following the lymphatic vessels and surrounding the blood vessels and the bronchia. These are the perivascular tubercles characteristic of generalised granula.

Plate VI

PERIVASCULAR TUBERCLE (25th DAY)

Plate VI shows one of these tubercles in the kidney, situated next to a small artery in a lymphatic vessel; it is marked by an accumulation of cells.

This plate shows very well this accumulation of cells localised on part of the lymphatic plexus, but the preparation contained numerous examples of this type of perivascular granulous tubercles. In this case there is accumulation of cells without proliferation of those cells belonging to the external coat of the vessel.

.•.

Thus, Plates II, III, IV, V and VI illustrate the reaction of tissues invaded by tuberculosis b. The most important part is acted by the lymphatic elements; in all tissues the tubercle is always the same, so called

donc la réaction des tissus envahis par le bacille tuberculeux; le rôle principal est dévolu aux éléments lymphatiques, le tubercule est identique à lui-même, dans tous les parenchymes; les tissus dits « nobles », hépatique, rénal, pulmonaire, etc., ne montrent que des réactions propres, d'ordre tout à fait secondaire.

Le plus ordinairement, cette réaction de l'organisme est insuffisante et la tuberculose suit son cours par la nécrose successive, de plus en plus abondante, des éléments de réaction; mais dans certains cas, le tissu se défend mieux et M. Metchnikoff a montré des exemples où le bacille tuberculeux, dans le tubercule, subit une dégénération tout à fait particulière, dégénération qui est l'indice d'une résistance de l'organisme et d'un effet nuisible des tissus sur le bacille tuberculeux lui-même.

Planche VII

BACILLES RAMIFIÉS — DÉGÉNÉRATION JAUNE

Chez le spermophile, un petit rongeur très commun dans certains pays, aux environs d'Odessa par exemple, la tuberculose inoculée suit une marche assez chronique et, dans les cellules tuberculeuses, géantes ou épithélioïdes, le bacille finit par périr après avoir montré des formes de dégénération très spéciales, connues sous le nom de dégénération jaune des bacilles. A l'état frais et sans coloration, on voit, dans les cellules, des corps jaunes en forme de boudins, conglomérés souvent en amas. Après coloration, on reconnaît qu'il s'agit de bacilles tuberculeux modifiés et c'est là un fait tout à fait intéressant.

La planche montre aussi à gauche, les formes ramifiées qui se rencontrent quelquefois dans les vieilles cultures de tuberculose.

Planche VIII

BACILLES ENKYSTÉS (MERIONES)

Un autre exemple tout à fait démonstratif est celui de la gerbille (*Meriones Schawi*), animal assez

---

Rolle, welche den Lymphelementen zufällt. Der Tuberkel ist sich in allen sogenannten edlen Geweben (Leber, Lunge, etc.), immer gleich, die den einzelnen Geweben specielle Reaction ist ganz nebensächlich.

Gewöhnlich ist dieser Vertheidigungskampf des Organismus ganz ungenügend; die Tuberkulose breitet sich durch die successive und immer reichlichere Nekrose der Zellenelemente aus. In einigen Fällen vertheidigt sich das Gewebe etwas besser, und Metschnikoff hat uns Beispiele gezeigt, bei denen der Tuberkelbacillus im Tuberkel eine ganz besondere Degeneration erleidet, die ein Zeichen des Widerstandes des Organismus und einer schädlichen Wirkung der Gewebe auf den Tuberkelbacillus selbst ist.

Tafel VII

VERZWEIGTE BACILLEN — GELBE DEGENERATION

Beim Spermophilus, einem kleinen Nager, den man häufig in gewissen Ländern, so z. B. in der Umgebung von Odessa findet, zeigt die eingeimpfte Tuberkulose eine ganz andere Entwicklung, indem der Bacillus in den tuberkulösen Zellen, sei es Epithelioid- oder Riesenzellen, schliesslich zu Grunde geht, nachdem er ganz eigenartige Degenerationsformen angenommen hat, die man seither unter dem Namen der gelben Degeneration des Bacillus kennt. Ohne Farbstoff und frisch untersucht, weisen die Zellen gelbe Körperchen in Wurstform auf, die oft in Haufen angesammelt sind. An den gefärbten Präparaten sieht man, dass es sich um veränderte Tuberkelbacillen handelt.

Die Tafel zeigt zur Linken auch die verzweigten Formen, welche man manchmal in alten Tuberkuloseculturen antrifft.

Tafel VIII

ABGEKAPSELTE BACILLEN

Ein anderes, besonders lehrreiches Beispiel ist das jenes Nagers, den man französisch Gerbille nennt

---

noble tissues, such as liver, kidneys, lungs, etc., only show special reactions which are secondary.

Generally this reaction of organism is quite insufficient and the tubercle follows its course which becomes by more and more extensive necrosis of the elements, nevertheless however the tissue may sometimes defend itself better, and Prof. Metchnikoff has pointed out cases in which the tuberculosis b. undergoes special degeneration in the tubercle which proves a great resistance of the organism and a noxious effect of the tissues on tuberculosis b. itself.

Plate VII

RAMIFIED BACILLI — YELLOW DEGENERATION

In the spermophile, a small gnawer very common in certain countries such as Odessa, the progress of inoculated tuberculosis is chronic and after a certain time the bacillus in the tuberculous, giant or epithelioid cells dies after having suffered special degenerative modifications known under the name of yellow degeneration. In a fresh state and without being stained, yellow substance having the appearance of swine pudding can be seen, very often agglomerated in heaps. After staining one is easily convinced that this yellow matter is nothing else than modified tuberculosis bacilli and this fact is very interesting.

This plate shows equally on the left, ramified forms sometimes found in old tubercular cultures.

Plate VIII

ENCYSTED BACILLI (MOERIONES)

Another very demonstrative example is that of the "gerbille" (*Moeriones Schawi*) a rather common animal

commun en Algérie et qui résiste bien à la tuberculose. Dans la rate, et quelquefois dans le foie, se trouvent des corps très particuliers qui, à l'état frais, dans les tissus dissociés, apparaissent avec un aspect brillant et cristallin, en boule ou en haltère de 20 à 25 μ de long. On dirait des corps cristallins.

Sur les coupes, après fixation au sublimé acide et coloration par hématoxyline et Ziehl, on constate dans la rate la présence de nombreux bacilles; certains d'entre eux montrent des renflements en massue à chaque pôle ; d'autres bacilles encore parfaitement reconnaissables sont entourés de membranes concentriques, plus ou moins nombreuses, fortement colorées par l'hématoxyline. Ces membranes représentent, pour M. Metchnikoff, le processus de défense du bacille tuberculeux contre les cellules de la rate du *Meriones*; le bacille en sécrète successivement plusieurs; d'autre part le tissu et la cellule imprègnent ces membranes de sels calcaires et le bacille est comme emmuré dans une capsule où il finit par périr.

La planche montre différents types de ces formations à divers stades de l'enkystement.

Planche IX

CRACHAT

La planche montre l'aspect microscopique d'un crachat, coloré pour mettre en évidence les bacilles tuberculeux (*préparation de diagnostic*). On choisit de préférence un crachat récemment émis, un crachat du matin; on prend les portions blanches, caséeuses, et on étale avec certaines précautions, sur une lame légèrement chauffée, en écrasant fortement la petite portion de crachat choisie ; on sépare, par glissement, les deux lames en évitant de zigzaguer, on laisse sécher, on fixe à la flamme vers 70°; éviter de trop chauffer.

Puis on colore par la fuchsine phéniquée de Ziehl, 3 à 4 minutes, en chauffant la lame jusqu'à émission de vapeurs.

On traite par le chlorhydrate d'aniline une minute,

(*Meriones Schawi*), ein Thierchen, das man sehr häufig in Algerien findet, und das sehr gut der Tuberkulose widersteht. In seiner Milz, manchmal auch in der Leber, findet man eigenartige Körperchen, die, ungefärbt und frisch im Zupfpräparate untersucht, das Aussehen von glänzenden und krystallenen Kugeln oder Hanteln von 20-25 μ Länge haben.

Wenn man die Schnittpräparate im angesäuerten Sublimat fixirt und im Hämatoxylin-Ziehl färbt, constatirt man in der Milz die Gegenwart von zahlreichen Bacillen, von denen manche an ihren Enden keulenförmig angeschwollen sind, während Andere noch vollkommen normales Aussehen haben, aber von concentrischen, mehr oder weniger zahlreichen Schichten umgeben sind, die sich durch das Hämatoxylin sehr stark färben. Diese Schichten stellen nach Metschnikoff die Vertheidigung des Bacillus gegen die Milzzellen des Moeriones vor. Es werden hintereinander mehrere solcher Schichten secernirt, denen noch die Zellen und das Gewebe Kalksalze liefern, sodass der Bacillus wie in einer Kapsel eingemauert ist, in der er schliesslich zu Grunde geht.

Die Tafel stellt mehrere Typen dieser Bildungen in verschiedenen Stadien der Abkapselung dar.

Tafel IX

SPUTUM

Sie zeigt das mikroskopische Präparat von Sputum, das zum Zwecke des Nachweises des Tuberkelbacillus gefärbt worden ist. Zu diesem Behufe wählt man gewöhnlich einen frisch ausgehusteten Answurf, wenn möglich vom Morgen; man sucht die weissen, möglichst käsigen Partikelchen aus und breitet sie sorgsam auf einem schwach erwärmten Objectträger aus, wobei man das Sputumbrökelchen sehr gut dadurch zerreibt, dass man einen zweiten Objectträger darauf presst. Diese beiden werden durch gleitende und nicht durch Zick-Zackbewegungen von einander getrennt. Hierauf lässt man trocknen, fixirt in der leuchtenden Flamme von ungefähr 70°, wobei man sorgsam eine Ueberhitzung vermeidet.

Hierauf färbt man im Karbolfuchsin durch 3-4 Mi-

---

in Algeria, which resists tuberculosis very well. In spleen as sometimes in liver some particular bodies may be seen; in a fresh state, their aspect in dissociated tissues is brilliant and they crystallize with the form of a grain or of a dumb-bell 20 or 25 μ long.

On sections fixed with acid perchloride of mercury and stained with Ziehl's hematoxyline, numerous bacilli may be seen, some are club-ended and others still recognisable, are surrounded by concentric membranes strongly stained with hematoxyline. This is considered by Prof. Metchnikoff as the b. tuberculosis process of defence against the spleen cells of Moeriones. Many of these membranes may be secreted one after another.

The tissues and the cells also impregnate these membranes with calcareous salts and the bacillus is thus walled up in a capsule where it finally dies.

This plate illustrates different types and different periods of this encysting process.

Plate IX

SPUTUM

Sputum stained to demonstrate tuberculosis b. can be seen in this plate with its microscopical aspect (preparation for diagnosis). Take a sputum recently produced in the morning, choose a whitish part, caseous in preference, and spread carefully on a slightly heated slide; crush strongly with another slide, and separate by sliding without making any zig-zags, fix in a flame at about 70° C., but do not overheat. Stain with Ziehl's carbolic fuchsine for 4 or 5 minutes, heating the slide all the while, until formation of vapour; treat with chlorhydrate of aniline 1 minute, discolour with alcohol until the colour left is of a very light pink and then stain the ground of the preparation with a very aqueous solution of methylene blue.

ou décolore par l'alcool. jusqu'à teinte à peine rosée, on fait une différenciation du fond par une solution aqueuse faible de bleu de méthylène.

Les bacilles sont colorés en rouge sur un fond bleu et se voient avec la plus grande facilité; si on a bien étalé le crachat, on peut étudier les éléments cellulaires. voir la prédominance des leucocytes polynucléaires ou mononucléaires. Souvent les bacilles sont intra-cellulaires; très souvent, s'il y a des polynucléaires, ceux-ci montrent des phénomènes de dégénération, de chromatolyse, et ce caractère manque rarement dans les crachats tuberculeux; le noyau des leucocytes polynucléaires se met en boules d'inégales dimensions, fortement colorées par le bleu.

Les microbes étrangers sont colorés en bleu, ainsi que tous les éléments du crachat.

nnten, indem man den Objectträger über der Flamme bis zum ersten Aufsteigen von Dämpfen erwärmt. Dann lässt man eine Minute das salzsaure Anilin einwirken, entfärbt durch Alkohol, bis das Ganze kaum rosaroth durchscheint und benützt als Gegenfarbe eine schwache wässerige Lösung von Methylenblau.

Auf diese Weise sind die Bacillen roth gefärbt und heben sich mit grösster Deutlichkeit vom blaugefärbten Grunde ab. Wenn man das Sputum fein vertheilt hat, kann man die zelligen Elemente studieren. sogar das Vorherrschen der poly- oder mononucleären Leucocyten; häufig befinden sich die Bacillen innerhalb derselben. Gewöhnlich zeigen die polynucleären, wenn man solche sieht, Degeneration und Chromatolyse. Dieses Merkmal fehlt selten im tuberkulösen Sputum; man sieht dann die Kerne der polynucleären Leucocyten in Form von ungleichen Kugeln, die sehr stark blau gefärbt sind.

Die bacteriellen Verunreinigungen wie die anderen Bestandtheile des Sputums sind blau gefärbt.

The bacilli are stained red on a blue ground are very conspicuous. If the sputum has been spread, the cells may be studied and it may be ticed whether the poly or the mononucleated cocytes are prevailing. Very often the bacilli ar the cells; generally when there are polynuclea leucocytes, they undergo processi of degenerat and of chromatolyse and it is exreptional not to nuclei of the polynucleated leucocytes forming gra of unequal sizes strongly stained in blue.

Microbes belonging to these kinds are, like elements of the sputum, stained in blue.

LÈPRE

LÈPRE

COUPE DE PEAU

Les lésions dues au bacille lépreux peuvent avoir
localisations les plus variées : lésions viscérales,
sions du système nerveux, lésions cutanées; elles
nt toujours caractérisées par une accumulation
éléments mononucléaires, contenant des quantités
ormes de bacilles.

Nous avons donné, dans la planche I, la coupe d'un
bercule cutané.

Le fragment a été fixé dans le sublimé et coloré
r hématoxyline, Ziehl, aurantia.

Le bacille lépreux se colore dans les tissus comme
bacille tuberculeux.

Au-dessous de la couche de Malpighi se trouvent
médiatement les bacilles, et il suffit, pour faire un
agnostic de lèpre (macule ou tubercule), de gratter
surface de la lésion; on a sur la préparation des
antités de bacilles faciles à colorer.

Sur la coupe, les papilles sont effacées; toutes les
llules sous-épidermiques, les cellules endothéliales,
s éléments mononucléaires variés, sont absolument
urrés de bacilles lépreux. Souvent ces cellules pré-
ntent un aspect vacuolaire très particulier, et les
cuoles sont remplies de bacilles qui forment des
ules. — Les amas de bacilles sont quelquefois très
os, très denses (globi de Unna). On peut trouver des
llules géantes dans ces tubercules lépreux.

La lésion est essentiellement proliférative, et les
llules ne paraissent pas être facilement nécrosées
r les bacilles lépreux: il n'y a pas de caséification,
n'y a pas de tubercule nodulaire au sens micro-
opique du mot; le nodule lépreux est plutôt une
filtration diffuse du tissu sous-épidermique. Dans
s viscères et dans les nerfs, les lésions sont du
ême ordre.

(XIII)

LEPRA

HAUTSCHNITT

Die krankhaften Veränderungen, welche der Leprabacillus erzeugt, können die verschiedensten Organe
befallen, und viscerale Veränderungen, solche des
Nervensystems, der Haut hervorrufen. Sie sind stets
durch eine Anhäufung von mononucleären Elementen
characterisirt, welche eine ungeheure Quantität von
Bacillen enthalten.

Wir haben auf der Tafel I den Schnitt eines Haut-
tuberkels dargestellt.

Das Stückchen wurde in Sublimat fixirt und in
Hämatoxylin, Ziehl'scher Lösung und Aurantia gefärbt.

Der Leprabacillus färbt sich in den Geweben gleich
dem Tuberkelbacillus.

Gleich unterhalb der Malpighi'schen Schichte finden
sich die Bacillen, und es genügt, um eine Lepra-
diagnose einer Macula oder eines Tuberkels zu
machen, die Oberfläche der Läsion wegzukratzen ;
man hat dann auf dem Präparate eine ungeheure
Anzahl von Bacillen, die leicht zu färben sind.

Auf dem Schnitte sind die Papillen verwischt. Alle
subepidermischen Zellen, das ganze Gewebe, die
Endothelialzellen, die verschiedenen mononucleären
Elemente sind ganz von Leprabacillen vollgestopft.
Häufig zeigen diese Zellen ein ganz besonders vacuo-
lisirtes Aussehen, und die Vacuolen sind von Bacillen
vollgefüllt, welche Kugeln bilden. Die Bacillenhaufen
sind manchmal sehr gross, dicht (Kugeln von Unna).
Manchmal findet man Riesenzellen in den Lepraknoten.

Die anatomische Veränderung ist ganz besonders
in Form von Wucherung, und die Zellen scheinen
nicht leicht durch den Leprabacillus nekrotisirt zu
werden. Es kommt zu keiner Verkäsung ; selten hat
man einen knotigen Tuberkel im microscopischen
Sinne des Wortes. Der Lepraknoten ist eher eine
diffuse Infiltrirung des subepidermischen Gewebes. Die
anatomischen Veränderungen der Eingeweide und
der Nerven sind ähnlicher Natur.

LEPROSY

SECTION OF SKIN

The lesions caused by b. leprae can be localised a
little everywhere; they may be visceral, nervous or
cutaneous: they are nearly always characterised by an
accumulation of mononucleated elements containing
enormous quantities of bacilli.

We have given in Plate I the section of a cutaneous
tubercle. The fragment has been fixed in perchloride
of mercury and stained with hematoxyline, Ziehl and
aurantia.

B. leprae is stained in the tissues exactly like b.
tuberculosis.

Immediately underneath the stratum of Malpighi
exist the bacilli : by simply scraping the surface of
the lesion quantities of bacilli are found in the preparation and diagnosis of leprosy, macula or tubercle, is then easily asserted.

On a section the papillae have disappeared; all the
sub-epidermic cells, the whole of the tissue endothelial cells as well as the mononucleated leucocytes are
absolutely stuffed with b. leprae; often these cells
have a very particular vacuolar aspect and the vacuoles
are full of bacilli in round heaps. These heaps of
bacilli are sometimes very large and very thick (globi
of Unna). Giant cells can equally be found in these
leprous tubercles.

The lesion is essentially prolific and the cells do
not seem to be easily necrosed by the b. leprae;
there is no caseification and no nodular tubercle in
the microscopical sense of the word. The leprous
nodule is entirely a diffuse infiltration of the sub-
epidermic tissue. The lesions in the viscera and in
the nerves are of the same sort.

MORVE

MORVE

La morve est une maladie fréquente chez les équidés ; l'homme est quelquefois atteint et presque toujours cette maladie a une origine équine.

La maladie est toujours très grave et se caractérise souvent par la formation d'abcès multiples, dans différentes régions.

La maladie pulmonaire, chez les chevaux, est très contagieuse, à cause du jetage qui est virulent.

Le bacille de la morve se cultive facilement sur tous les milieux de culture, bouillon, gélose, pomme de terre ; il donne sur ce dernier milieu une culture teinte chocolat caractéristique, très souvent utilisée pour le diagnostic.

Au point de vue morphologique, dans les cultures, le microbe n'a pas de caractère bien spécial ; c'est un bacille plus ou moins long, assez grêle ($1/2$ à 1 μ de largeur sur 3 à 6 μ de longueur).

Dans les tissus, le bacille est plus grêle par les méthodes de coloration employées pour le mettre en évidence ; il ressemble assez à un bacille tuberculeux, sans la réaction caractéristique.

Le bacille morveux ne se colore pas par la méthode de Gram.

Planche I

PUS MORVEUX — COUPE DE POUMON

La planche montre *à gauche*, un frottis de pus d'orchite morveuse chez le cobaye. — Pour faire un diagnostic de morve, il suffit d'inoculer, dans le péritoine d'un cobaye mâle, les produits suspects, prélevés aussi purement que possible (Strauss) ; si le cobaye ne succombe pas dans les premières 24 heures à une infection banale, et si le produit est morveux, au bout de trois à quatre jours, on voit apparaître

(XIV)

ROTZ

Der Rotz ist eine bei den Pferden unter natürlichen Verhältnissen häufige Krankheit. Der Mensch wird davon manchmal befallen, doch stammt seine Krankheit fast ausschliesslich vom Pferde. Die Krankheit ist immer sehr schwer und häufig durch die Bildung zahlreicher Abcesse in verschiedenen Körpergegenden gekennzeichnet. Die Lungenerkrankung der Pferde ist die Ursache leichter Ansteckungen wegen des sehr virulenten Nasenauswurfes.

Der Bacillus des Rotz wächst leicht auf allen Nährböden, Bouillon, Agar, Erdäpfel, wo er eine characteristische chocoladefarbene Cultur zeigt. Morphologisch hat der Microbe in den Culturen keine besonders characteristische Form was häufig zu diagnostischen Zwecken benützt wird. Er ist ein mehr oder weniger langer, ziemlich dünner Bacillus von $1/2$-1 μ Breite auf 6-8 μ Länge.

In den Geweben erscheint der Bacillus infolge der Färbungsmethoden, die man anwendet, noch dünner und ähnelt ziemlich dem Tuberculosenbacillus, ohne seine characteristische Farbenreaction zu zeigen. Er färbt sich nach der Gram'schen Methode.

Tafel I

EITER — LUNGENSCHNITT

Die Tafel zeigt links ein Ausstrichpräparat von dem Eiter einer Rotz-Orchitis des Meerschweinchens. Um Rotz zu diagnosticiren, gibt es ein sehr brauchbares Verfahren (von Strauss), das darin besteht, in die Bauchhöhlen eines männlichen Meerschweinchens das verdächtige Material zu verimpfen, das man so rein als möglich zu erhalten trachtet. Wenn das Thier nicht in den ersten 24 Stunden infolge einer gewöhn-

GLANDERS

Glanders is, in ordinary conditions, a frequent disease of equines; man may be sometimes affected but nearly always in these cases the origin of the disease is still equine.

It is always a dangerous disease characterised generally by formation of multiple abcesses in different regions.

The localisation in horses is pulmonar and thus the nasal discharge which is virulent allows of an easy contamination.

B. Mallei cultivates readily in all nutrient media, broth, gelose, potatoe, giving on the latter a characteristic chocolate colour often very useful for diagnosis.

Morphologically, in cultures, this microbe has no very special character, it is a more or less long bacillus, rather thin, $1/2$ to 1 μ broad and 3 to 6 μ long.

In tissues this bacillus gets thinner when stained by the usual staining methods; it resembles to a certain extent b. tuberculosis, but without the characteristic reaction. B. Mallei is not stained by Gram's method.

Plate I

PUS — SECTION OF LUNG

This plate shows on the left side pus taken from glanders orchitis of a guinea pig.

To help the diagnosis of glanders it is sufficient to inoculate the peritoneum of a guinea pig with suspected substance chosen in as pure a state as possible (Strauss). If the guinea pig does not die during the first twenty four hours through a banal infection, and if the inoculated substance contains b. Mallei, 3 or

un gonflement des bourses ; les testicules deviennent saillants, rouges et indurés ; il se développe une orchite et, dans la vaginale, il se produit une réaction purulente tout à fait caractéristique.

L'examen de ce pus permet d'affirmer la morve, si on y décèle le microbe caractéristique.

Pour faire une préparation, on ouvre la vaginale, on prélève une goutte de pus pour l'ensemencement et une goutte pour l'examen, on étale, on fixe et on colore par la thionine.

Les bacilles morveux, presque toujours très abondants, sont faciles à voir, à cause de la teinte violet-rouge qu'ils prennent par la thionine ; ils sont grêles, plus ou moins longs, quelquefois 7 ou 8 μ de longueur ; l'aspect en est très caractéristique. Souvent on trouve des bacilles par amas dans l'intérieur des leucocytes, la réaction est surtout polynucléaire, et beaucoup de leucocytes sont abîmés, présentant à un haut degré les phénomènes de chromatolyse ; les éléments cellulaires sont nécrosés, la lésion morveuse est facile à reconnaître à ce caractère.

Sur la même planche, à droite, on a représenté une coupe de poumon morveux chez l'âne.

Fixation au sublimé. Coloration par la thionine phéniquée.

La figure est prise à la limite d'un tubercule ou plutôt d'un nodule pulmonaire en voie d'accroissement. La coupe d'une bronche est à droite, les alvéoles pulmonaires sont très reconnaissables encore et un processus pneumonique a envahi la lumière des alvéoles ; en haut, les deux alvéoles sont complètement remplies par un amas de détritus leucocytaires, de boules chromatiques qui se colorent en bleu par la thionine et représentent les anciens noyaux en chromatolyse ; quelques noyaux sont encore reconnaissables.

Au centre de la figure, une alvéole pulmonaire, moins atteinte encore, montre une quantité énorme de bacilles morveux, des leucocytes polynucléaires en voie de chromatolyse, caractérisés par la couleur bleue de la chromatine, tandis que les portions nucléaires encore vivantes sont colorées en violet ; on y trouve aussi de nombreux mononucléaires, indice d'un commencement de réaction de guérison, et, en

lichen Infection stirbt, und wenn das verimpfte Material von Rotz stammt, so sieht man nach 5 oder 4 Tagen ein Anschwellen der Testikel des Meerschweinchens ; sie werden stark hervortretend, roth und hart. Es entwickelt sich eine Orchitis, und in der Vaginalscheide bildet sich eine eiterige Reaction, die sehr characteristisch ist.

Die Untersuchung dieses Eiters gestattete die Diagnose « Rotz », wenn man den characteristischen Microben daselbst findet. Um ein Präparat zu machen, öffnet man die Vaginalscheide, entnimmt einen Tropfen Eiter für die Verimpfung und einen anderen für die mikroskopische Untersuchung ; man breitet den Eiter auf einen Objectträger aus, fixirt und färbt mit Thionin.

Die fast immer sehr zahlreich vorhandenen Rotzbacillen sind leicht infolge der violett-rothen Färbung, die sie durch das Thionin annehmen, zu erkennen ; sie sind zart, mehr oder weniger lang, manchmal 7 oder 8 μ lang, und ihr Aussehen ist sehr characteristisch. Oft findet man Bacillenhaufen im Innern der Leucocyten, die hauptsächlich polynucleär sind ; viele derselben sind zerstört und zeigen hochgradige Chromatolyse. Die Zellelemente sind nekrosirt. Rotz ist an diesen Zeichen leicht zu erkennen.

Auf derselben Tafel sieht man rechts einen Schnitt in der Rotzlunge eines Esels. Die Fixirung geschah durch Sublimat und die Färbung durch Carbol-Thionin.

Die Figur zeigt die Grenze eines Tuberkels oder eher eines im Wachstum begriffenen Lungenknötchens. Rechts der Schnitt durch einen Bronchus. Die Lungenalveolen sind noch sehr gut zu erkennen und ein entzündlicher Prozess hat das Alveolenlumen ergriffen. Oben sind die beiden Alveolen vollkommen von einem Haufen von Leucocyten-Detritus mit Chromatinkugeln erfüllt, welche sich durch das Thionin blau färben und dem ehemaligen Kern, der in Chromatolyse begriffen ist, entsprechen. Einige Kerne sind noch deutlich.

In der Mitte der Figur, in einer Lungenalveole, die noch wenig krank ist, sieht man eine ungeheure Anzahl von Rotzbacillen, polynucleärer Leucocyten in Chromatolyse begriffen, was durch die blaue Farbe des Chromatin characterisirt ist, während die leben-

4 days afterwards the scrotum is swollen, the testicules become jutting, red and indurated ; an orchitis develops and a characteristic purulent reaction appears in the vaginal. Glanders may be asserted if the characteristic microbe is found in this pus.

To make a preparation the vaginal is opened, a drop of pus chosen for inoculating test tubes, another for examining, this last one is spread, fixed and stained with thionine.

The b. Mallei are nearly always very abundant ; the red violet hue they take with thionine makes them easy to see ; they are thin, more or less long, sometimes 7 or 8 μ long ; their aspect is quite characteristic. Often the bacilli are found in heaps in the leucocytes, the polynucleated leucocytes generally multiply and many of them, in an abnormal state, show marks of chromatolyse ; the cellular elements are necrosed and the lesion of glanders is easy to diagnose by this character.

On the right side of the same plate can be seen the section of a donkey's lung afflicted with glanders ; it has been fixed with perchloride of mercury and stained with carbolic thionine.

The figure has been copied from the limit of a tubercle or more exactly of a pulmonary nodule in full state of growth. On the right is the section of a bronchus, the alveoli are still recognisable and they are filled by a pneumonic process ; two alveols are absolutely full of destroyed leucocytes, of round bodies stained in blue with thionine and which are simply the old nuclei actually chromatolysed ; some of these nuclei can still be recognised.

In the centre of the figure, an alveolus, not yet so severely affected, shows an enormous quantity of b. Mallei and polynucleated leucocytes in a state of chromatolyse characterised by the blue colour of the chromatine, the still alive parts of the nuclei being meanwhile stained in violet ; numerous mononucleated leucocytes may equally be seen, which prove that there is a beginning of reaction, and in fact a little further off in the section could be seen a pyogenic membrane forming a barrier against the invasion of the lungs ; the neighbouring alveoli are much less affected.

effet, un peu plus loin, sur la coupe, on pouvait voir une membrane pyogénique formant barrière à l'envahissement du poumon ; les alvéoles voisines sont beaucoup moins atteintes.

Le processus pneumonique morveux, représenté ici, montre surtout la propriété éminemment nécrosante du bacille morveux.

den Kerntheile violett gefärbt sind. Man trifft auch zahlreiche mononucleäre Zellen, was das Zeichen einer beginnenden Heilungs-Reaction ist, und in der That konnte man etwas weiter auf dem Schnitte eine pyogene Membran sehen, welche den Widerstand gegen das Ergriffensein der Lunge darstellt. Die benachbarten Alveolen sind weit weniger ergriffen.

Der entzündliche Rotzprozess, der hier dargestellt ist, zeigt besonders die hervorragende nekrosirende Eigenschaft des Bacillus.

The malleus pneumonic process illustrated here demonstrates especially the eminently necrosing quality of b. Mallei.

ACTINOMYCOSE

ACTINOMYCOSE

Chez l'homme et les bovidés, la maladie est caractérisée par des lésions chroniques aboutissant souvent à la suppuration et constituant de véritables tumeurs. — Chez les bovidés, la tumeur de la mâchoire avait été décrite comme un ostéo-sarcome.

Dans les tissus malades, dans le pus actinomycosique, on trouve des grains jaunes presque entièrement formés de colonies du streptothrix spécifique dont les filaments sont renflés en crosse.

RÉACTION PHAGOCYTAIRE

On a reproduit dans la planche, deux points différents, pris dans une même coupe d'une tumeur de la mâchoire chez le bœuf.

A gauche, on voit la réaction du tissu dans un tout jeune nodule, les filaments ramifiés du parasite sont entourés de cellules épithélioïdes qui ont phagocyté l'extrémité des filaments; il se produit des cellules géantes et la réaction est très manifeste.

A droite, la figure montre la portion centrale d'un nodule très ancien, caséeux et ramolli, le streptothrix est très développé et forme une colonie centrale dense; à la périphérie, on voit les extrémités des filaments, et beaucoup de ces filaments ont épaissi leur membrane, sont renflés en crosses (colorées en rouge).

Tout autour sont accumulés des éléments cellulaires, polynucléaires, lymphocytes, cellules épithélioïdes.

Les crosses se colorent assez difficilement, mais une fois colorées, elles gardent la couleur énergiquement; on peut utiliser cette particularité pour les mettre en évidence dans la coupe.

La coupe, fixée au sublimé, est colorée d'abord par l'hématéine, lavée à l'eau, puis colorée longtemps à la fuchsine phéniquée, traitée par aniline chlorhyrique et alcool, qui laisse les crosses colorées; on colore les filaments par la méthode de Gram, les protoplasmas par la jaune. Alcool, xylol et baume.

On a ainsi une quadruple coloration, les noyaux en violet, les filaments en violet-noir, les crosses en rouge, le protoplasma en jaune.

(XV)

ACTINOMYCOSE
(STRAHLENPILZ-KRANKHEIT)

Beim Menschen und bei den Rindern ist die Krankheit durch chronische Veränderungen characterisirt, die häufig zu einer Eiterung führen und ganze Tumoren bilden. Bei den Rindern wurde der Tumor des Unterkiefers früher als ein Osteo-Sarkom beschrieben.

Man findet in den kranken Geweben, im Actinomyces-Eiter, gelbe Körnchen, welche fast ausschliesslich von Kolonieen des speciflschen Streptothrix gebildet werden, dessen Strahlen keilenförmig endigen.

PHAGOCYTEN-REACTION

Auf dieser Tafel sind zwei verschiedene Punkte dargestellt, die demselben Schnitte eines Kiefertumors eines Rindes entstammen.

Links sieht man die Reaction des Gewebes in einem ganz jungen Knoten. Die verzweigten Fäden des Parasiten sind von epithelioiden Zellen umgeben, welche das Ende der Fäden phagocytirt haben. Es bilden sich Riesenzellen, und die Reaction ist sehr deutlich.

Rechts zeigt die Figur den mittleren Theil eines sehr alten, verkästen und erweichten Knotens. Der Streptothrix ist sehr gross und bildet eine dichte centrale Kolonie. An der Peripherie sieht man die Enden der Fäden, viele derselben haben ihre Membran verdickt und sind kolbenartig angeschwollen (rothgefärbt).

Rings herum sind zellenartige Elemente, polynucleäre Lymphocyten und Epithelioidzellen aufgehäuft.

Die Kolben färben sich ziemlich schwer; wenn sie aber einmal gut gefärbt sind, behalten sie den Farbstoff. Man benutzt diese Eigenthümlichkeit, um sie auf dem Schnitte zum Vorschein zu bringen.

Das Präparat wurde in Sublimat gehärtet, zuerst mit Hämatein gefärbt, hierauf mit Wasser gewaschen und lange mit Karbolfuchsin gefärbt, dann mit salzsaurem Anilin und Alkohol behandelt. Dies gibt Färbung der Kolben; man färbt die Fäden nach der Gram'schen Methode, das Protoplasma durch einen gelben Farbstoff; Färbung Alkohol, Xylol und Balsam.

Man hat so eine vierfache Färbung. Die Kerne sind violett, die Filamente schwarz-violett, die Keulen roth und das Protoplasma gelb.

ACTINOMYCOSIS

In men and in cattle this disease is characterised by chronic lesions often ending in suppuration and forming real tumors.

In cattle, the jaw tumour was formerly described as an osteo-sarcoma.

In the diseased tissues, in the actinomycosis pus, exist yellow grains nearly entirely formed by colonies of the specific streptothrix whose filaments are clubended.

PHAGOCYTAR REACTION

In this plate two different fields can be seen, taken in the same section of the jaw-bone of an ox.

On the left, the reacting of the tissue is evident in a very young nodule; the parasite's ramified filaments are surrounded by epithelioid cells which have phagocyted their extremities; giant cells appear and the reaction is quite remarkable.

On the right the figure shows the central part of a very old nodule, caseous and softened; the streptothrices are very developed and form a dense central colony; at the periphery the filament's extremities are evident and many of them have thickened their membrane, and are club ended (stained in red).

All around cellular elements, polynucleated cells, lymphocytes, epithelioid cells are accumulated.

The clubs are rather difficult to stain, but, once they are stained, they keep the colour, and this particularity may be used to show them in a section.

The section, fixed with perchloride of mercury, has been first stained with hemateine, washed with water, then stained with carbolic fuchsine and treated with chlorhydric aniline and alcohol; the clubs thus remain stained. The filaments are then treated by Gram's method; stain afterwards with yellow, alcohol, xylol and balsam.

Four different colours are thus obtained, the nuclei in violet, the filaments in black-violet, the clubs in red, the protoplasma in yellow.

DIPHTÉRIE

DIPHTÉRIE

Dans les fausses membranes, on trouve le microbe caractéristique, en colorant par la méthode de Gram. Il est facile d'avoir des cultures en ensemençant le sérum coagulé.

Planche II[1]

CULTURE

La photographie représente une culture pure du bacille de la diphtérie sur sérum coagulé; on peut y noter les groupements caractéristiques: bacilles à angle aigu, disposition irrégulière des amas, aspect en massue, etc.

Planche III

FROTTIS DE FAUSSE MEMBRANE

Le diagnostic de diphtérie peut se faire par l'examen de préparations colorées de fausse membrane.

Pour faire ces préparations, on frotte, sur une lame légèrement chauffée, la fausse membrane débarrassée autant que possible des impuretés de la salive. On fixe à la flamme et on colore par la méthode de Gram.

Le bacille diphtérique est toujours facile à reconnaître à son aspect, à son groupement; ces différents caractères ont été figurés dans la planche.

Suivant les cas, le bacille diphtérique est plus ou moins allongé : on a voulu distinguer un bacille court et un bacille long.

L'abondance de bacilles doit faire tout de suite porter un diagnostic de diphtérie.

La méthode de Gram colore aussi très bien les microbes ordinairement associés, staphylocoques, streptocoques, pneumocoques.

1. Agrandissement Clément Maurice.

(XVI)

DIPHTHERITIS

In dem Diphtheritisbelage findet man den characteristischen Microben durch Färbung nach der Gram'schen Methode.

Es ist leicht, Kulturen durch Impfung auf erstarrtem Blutserum darzustellen.

Tafel II[1]

KULTUR

Die Photographie zeigt eine Reincultur des Diphteritisbacillus auf erstarrtem Serum; man kann darauf die characteristische Anordnung sehen : die Bacillen unter spitzem Winkel, die Unregelmässigkeit der Haufen, keulenförmige Formen, etc.

Tafel III

AUSSTRICHPRÄPARAT EINER PSEUDOMEMBRAN

Man kann die Diagnose der Diphtheritis durch mikroskopische Untersuchung von gefärbten Präparaten der Pseudomembran machen.

Um dieses Präparat darzustellen, verreibt man auf einem leicht erhitzten Objectträger die Pseudomembran, die man soviel als möglich von Verunreinigungen des Speichels gereinigt hat. Man fixirt in der Flamme und färbt nach der Gram'schen Methode.

Der Diphtheritisbacillus ist stets leicht an seinem Aussehen und an seiner Anordnung zu erkennen. Seine verschiedenen Formen sind auf der Tafel dargestellt.

Je nach den Fällen ist der Bacillus mehr oder weniger lang. Man unterschied lange und kurze Bacillen.

Der Reichthum an Bacillen erleichtert sofort die Diagnose auf Diphtheritis.

Die Gram'sche Methode zeigt auch sehr gut die

1. Vergrösserung nach Herrn Clément Maurice.

DIPTHERIA

In the false membranes the microbe can be found by staining by the method of Gram. Cultures are easily obtained by inoculating coagulated serum.

Plate II[1]

CULTURE

This photograph shows a pure culture of b. diphteriae on coagulated serum; the characteristic disposition of the microbes can be observed, some being at right angles one with another, others forming irregular heaps, etc.

Plate III

PREPARATION OF FALSE MEMBRANES

Diphteria can be diagnosed by examining preparations of false membranes.

To obtain these preparations, rub the false membrane on a slightly heated slide after having cleared it as much as possible of all the impurities of saliva. Fix in a flame and stain by Gram's method.

B. diphteriae are always easy to recognise by their appearance and mode of grouping; these different modes of grouping are illustrated in this plate.

According to different cases, the b. diphteriae is more or less long and some authors have proposed to distinguish a short bacillus and a long one.

When there is abundance of bacilli, diagnosis of diphteria must be formulated.

Gram's method shows also very well the generally associated microbes such as staphylococcus, streptococcus, pneumococcus.

1. From a Clément Maurice's enlarging.

nal et une pullulation extraordinaire du microbe au point d'inoculation et dans les organes. Dans le péritoine, les formes du vibrion septique sont très caractéristiques et le microbe donne de longs filaments souvent flexueux.

La préparation, représentée par la photographie II, montre très bien ces filaments ondulés à côté des cellules endothéliales desquamées.

CHARBON SYMPTOMATIQUE [1]

EXSUDAT PÉRITONÉAL

La bactériologie du charbon symptomatique est calquée sur celle du vibrion septique, et les deux microbes sont très voisins. Le bacterium Chauvei donne chez les Bovidés une maladie très bien caractérisée, connue sous le nom de charbon à tumeurs ou charbon symptomatique.

Au point de vue expérimental, les deux microbes tuent le cobaye avec les mêmes symptômes ; ils sont très semblables dans les cultures, au point de vue morphologique.

Dans le péritoine du cobaye, le bacterium Chauvei donne des éléments beaucoup moins allongés et la forme bacillaire est plus uniforme, c'est ce que montre la photographie.

1. Agrandissement Clément Maurice.

---

man den raschen Tod des Thieres herbei und erzeugt eine ausserordentliche Vermehrung des Microben an der Infectionsstelle und in den Organen. Die Formen des Vibrio sind in der Bauchhöhle sehr characteristisch ; der Microbe zeigt lange, häufig geschwungene Fäden.

Das auf der Photographie II wiedergegebene Präparat zeigt sehr gut diese geschwungenen Fäden neben abgestossenen Endothelialzellen.

RAUSCHBRAND [1] — PERITONEAL-EXSUDAT

Seine Eigenschaften gleichen ausserordentlich jenen des Vibrio des malignen Oedem. und die beiden Microben stehen einander sehr nahe. Der Bacillus des Rauschbrandes (Bacterium Chauvei) erzeugt bei den Rindern eine sehr gut in Frankreich unter dem Namen « charbon à tumeurs » gekannte Krankheit.

Experimentell tödten beide das Meerschweinchen unter denselben Symptomen, und sie gleichen sich auch in ihren Culturen und morphologisch.

In der Bauchhöhle des Meerschweinchens erscheint das Bacterium Chauvei weniger lang und die Bacillenform ist mehr gleichmässig, was die Photographie zeigt.

1. Vergrösserung nach Clément Maurice.

---

and in the place of inoculation itself as well as in the organs, there is an extraordinary multiplication of microbes. In peritoneum the appearance of septic vibrio is quite characteristic and it is provided with long and often flexuous filaments.

This preparation illustrated by photograph II shows very well these filaments and next to them desquamated endothelial cells.

SYMPTOMATIC ANTHRAX [1] — PERITONEUM EXSUDATE

The bacteriology of symptomatic anthrax is the same as that of septic vibrio, and both microbes resemble each other very closely. Bacterium Chauvei determines in cattle a well characterised disease known under the name of « anthrax tumours » or symptomatic anthrax.

Experimentally both microbes act in the same way and guinea pigs will die with the same symptoms. Morphologically they are equally the same.

In guinea-pigs peritoneum b. Chauvei is not so long and its form is more regular; this can be seen in plate.

1. Clément Maurice's photographic enlarging.

TÉTANOS

TETANOS

Le microbe du tétanos est un bacille anaérobie qui se développe et pullule surtout dans l'intestin des animaux ; il est très fréquent dans les sols cultivés et dans tous les endroits souillés par les fumiers.

La culture est obtenue très facilement dans du bouillon frais, additionné de 1 pour 100 de gélatine ; d'abord la culture est formée de filaments, de bâtonnets plus ou moins allongés, très mobiles.

Planche I

BACILLE AVEC CILS

Cette mobilité est due à de nombreux cils vibratiles répartis sur tout le corps du microbe. Le bacille tétanique est certainement le plus chevelu des microbes et la photographie est la reproduction d'un bacille tétanique jeune, à un grossissement de 15 000 diamètres, coloré par la méthode de Lœffler. Pour faire ces colorations de cils, il est indispensable d'obtenir des colonies du microbe, en surface sur un milieu solide, et de choisir des colonies de quelques heures, les méthodes techniques sont les mêmes que celles décrites à propos du bacille typhique.

Planche II

BACILLES AVEC SPORES

Quand la culture a 48 heures, les bacilles perdent leurs cils et il se forme des endospores qui donnent au bacille son aspect caractéristique de bacille en épingle ; la photographie représente une culture déjà ancienne de bacilles tétaniques.

La spore apparaît à un pôle du bacille, d'abord comme un grain brillant, dans un renflement qui grossit de plus en plus, tandis que le bacille lui-même perd de plus en plus la propriété de fixer les matières colorantes.

(XVIII)

TETANUS
(WUNDSTARRKRAMPF)

Der Microbe des Tetanus ist ein anaerober Bacillus, der sich besonders im Darminnern der Thiere entwickelt und hier wächst. Er ist sehr häufig in behautem Boden zu finden und auf allen von Thiermist verunreinigten Plätzen.

Die Cultur ist leicht in frisch mit 1-prozentiger Gelatine versetzter Bouillon zu machen. Zunächst bilden sich Fäden, mehr oder weniger lange, sehr bewegliche Stäbchen.

Tafel I

CILIENTRAGENDE BACILLEN

Diese Beweglichkeit verdankt der Microbe den zahlreichen zitternden Geisselfäden, die über den ganzen Körper des Microben verstreut sind. Der Bacillus ist sicherlich der am meisten « behaarte » unter den Microben. Die Photographie ist die Wiedergabe eines jungen Tetanusbacillen bei einer Vergrösserung von 15 000 Diametern und nach der Löffler'schen Methode gefärbt. Um die Geisselfäden zu färben, ist es unbedingt nothwendig, die Kolonien des Microben an der Oberfläche von starren Nährfäden anzulegen und solche, die einige Stunden alt sind, zu entnehmen. Die Technik der Methode ist dieselbe wie die, die anlässlich das Typhusbacillus besprochen wurde.

Tafel II

SPORENTRAGENDE BACILLEN

In einer Cultur von 48 Stunden verlieren die Bacillen ihre Geisselfäden, und es bilden sich Endosporen, die dem Bacillus das so charakteristische stecknadelförmige Aussehen geben. Die Photographie stellt eine bereits alte Bacillencultur dar.

Die Spore kommt an einem Pole des Bacillus zuerst in einer keulenförmigen Anschwellung wie ein leuchtendes Korn zum Vorschein, das immer mehr und mehr wächst, während der Bacillus selbst immer

TETANUS

B. tetani is an anaerobes which grows and multiplies especially in the intestinal canal of animals: it is very frequently found in cultivated soil, and in all places in contact with dung.

Cultures are easily obtained in fresh broth added to 1 per cent of gelatine. The culture is first of all composed of filaments, of more or less long and very motile rods.

Plate I

BACILLI WITH FLAGELLA

This motility is due to numerous flagella with which the whole microbe is provided. B. tetani is certainly the microbe the most provided with these flagella and this photograph shows a young bacillus stained by the method of Loeffler and amplified 15 000 times.

To make preparations of stained flagella it is necessary to cultivate b. tetani on surfaces of solid nutrient media and to choose colonies not older than a few hours. The methods are the same as those described for b. typhosus.

Plate II

BACILLI WITH SPORES

When a culture is 48 hours old, bacilli loose their flagella and endospores are formed, which give the bacillus the characteristic aspect of a pin or a drumstick. In the photograph an old culture is shown.

The spore appears as a brilliant grain in a dilated end of the microbe and this end grows larger and larger, the bacillus meanwhile loosing its propriety of fixing dyes.

Planche III

SPORES PHAGOCYTÉES

Le bacille tétanique et sa spore ne sont pas à proprement parler microbes virulents, ils se développent surtout dans les blessures profondes, lorsque, grâce à des circonstances variées, ils peuvent germer et pousser à l'abri des phagocytes. Le microbe secrète alors sa toxine et la maladie tétanique se déclare : dans les cultures, le microbe fabrique aussi de la toxine. Or on peut, par le chauffage, détruire la toxine tétanique libre dans le milieu, sans tuer les spores qui résistent très bien à une température de 80°. L'inoculation de quantités énormes de spores chauffées reste sans effet, l'animal ne devient pas tétanique ; c'est là une très belle expérience due à Vaillard.

L'examen microscopique montre que les spores sont toutes, après un certain temps, après 24 heures ou 48 heures, dans les leucocytes : la planche représente cette phagocytose.

Pour faire cette préparation, on a recueilli une grande quantité de spores, chauffé la suspension à 80° pendant 1/4 d'heure, puis inoculé sous la peau du cobaye.

En prélevant, par ponction, après 24 heures ou 48 heures, au point d'inoculation, un peu du liquide collecté, légèrement trouble, on peut faire des préparations microscopiques. On étale une goutte, on fixe par la chaleur ou le sublimé et on colore par la méthode de coloration des spores, comme cela a été indiqué à propos de la spore charbonneuse.

Les spores phagocytées subissent dans l'intérieur des leucocytes un processus lent de digestion, elles sont logées dans des vacuoles de la cellule et là paraissent diminuer de plus en plus : elles restent encore longtemps vivantes et M. Vaillard a pu retrouver des grains colorés en rouge, d'anciennes spores, encore reconnaissables au bout de 5 mois et incomplétement digérées.

---

mehr die Eigenschaft verliert, den Farbstoff anzunehmen.

Tafel III

PHAGOCYTIRTE SPOREN

Der Tetanusbacillus und seine Sporen sind eigentlich keine virulenten Microben. Sie entwickeln sich hauptsächlich in tiefen Wunden, wenn sie, Dank verschiedenen Umständen gegen die Phagocyten geschützt, auskeimen und wachsen können. Dann scheidet der Microbe sein Toxin aus, und der Wundstarrkrampf kommt zum Vorschein.

Auch in den Culturen bereitet der Microbe das Toxin. Man kann durch Erhitzen das im Nährboden freie Tetanustoxin zerstören, ohne deshalb die Sporen zu tödten, die sehr gut einer Temperatur von 80° widerstehen. Die Einimpfung einer ungeheuren Menge von erhitzten Sporen bleibt ohne Wirkung ; das Thier wird nicht tetanuskrank. Es ist dies ein sehr schönes Experiment von Vaillard.

Die mikroskopische Untersuchung zeigt, dass alle Sporen nach einem Zeitraum von 24 oder 48 Stunden im Innern der Leucocyten sind. Die Tafel zeigt diese Phagocytose.

Um dieses Präparat anzufertigen, hat man eine grosse Menge von Sporen bei 80° 1/4 Stunde hindurch erhitzt und dann unter die Haut des Meerschweinchens verimpft.

Nach 24 oder 48 Stunden entnimmt man durch Punktion der Infectionsstelle etwas von der leicht getrübten Flüssigkeit, um ein mikroskopisches Präparat zu machen. Man breitet einen Tropfen davon aus, fixirt durch Hitze oder durch Sublimat und färbt nach einer Sporenfärbungsmethode ; eine solche wurde anlässlich der Milzbrandsporen angegeben.

Die phagocytirten Sporen erleiden im Innern der Leucocyten einen langsamen Verdauungsprocess ; sie finden sich in den Vacuolen der Zelle und scheinen hier immer kleiner und kleiner zu werden ; sie bleiben hier noch lange lebend, und Vaillard hat noch nach drei Monaten rothgefärbte Körner von ehemaligen noch erkennbaren Sporen gefunden, die unvollständig verdaut waren.

Plate III

PHAGOCYTED SPORES

B. tetani and its spores are not exactly virulent microbes : they develop in deap wounds when, owing to special circumstances, they can grow and multiply out of the way of phagocytes. The microbe then produces a toxine and the disease breaks out. In cultures the microbe produces equally toxines, and by heating it is possible to destroy the toxine without killing the spore which easily resists a temperature of 80° centigr.

Inoculation with enormous quantities of heated spores is without any effect, and an animal does not contract tetanus ; this very interesting experiment is due to Vaillard.

Microscopical examination shows that after a certain time (24 or 48 hours) the spores are all in the leucocytes ; this is illustrated in Plate III.

For this preparation an emulsion of spores is raised to 80° C. during 15 minutes and a subcutaneous inoculation is practised on a guinea-pig.

Twenty-four or forty-eight hours later a drop of exsudate is taken from the inoculated part, spread on a slide, fixed in a flame or with perchloride of mercury and stained by the method already described for anthrax spores.

Phagocyted spores undergo digestion in the leucocytes : they are located in the vacuoles of the cell and seem to diminish gradually ; they remain alive for a long time and M. Vaillard has found red grains incompletely digested three months after inoculation.

CANCER

CANCER

Dans ces dernières années, on a voulu expliquer le développement des tumeurs cancéreuses et en particulier des tumeurs épithéliales par la présence, dans les cellules de la tumeur, de parasites appartenant au groupe des protozoaires.

Les coccidies, en particulier, déterminent, chez le lapin, des tumeurs adénomateuses ; ces parasites vivent et se développent dans les cellules des canaux biliaires, en provoquant la multiplication de ces cellules (Voir planche Coccidies II).

Planche III

PSEUDO-COCCIDIES

La théorie coccidienne du cancer était séduisante ; elle a été, dans une 1re période, surtout développée par Neisser, Pfeiffer, Darier, Wickham, Albarran, etc., à propos des tumeurs épithéliales du type malpighien. Les descriptions très explicites de Wickham en particulier, dans sa thèse sur la maladie de Paget, montrent qu'il s'agit surtout de cellules épithéliales pseudo-kystiques, et dans la planche III, la figure à gauche (type Darier-Wikham), représente certains des éléments décrits comme parasites.

Il s'agit de cellules enkystées, souvent endogènes, avec un noyau caractéristique de métazoaire et des filaments radiaires qui unissent le protoplasma enkysté à la paroi du pseudo-kyste de coccidie.

Ces cellules évoluent, dégénèrent et peuvent prendre les aspects les plus variés.

Dans une 2e période, avec les travaux de Sjöbring, Foa, Ruffer, Soudakewitch, etc., les figures décrites comme coccidies montrent surtout des boules de sécrétion muqueuse, dans l'intérieur des cellules cancéreuses, surtout dans les cancers glandulaires, sein, foie, pancréas et tube digestif.

Ces pseudo-parasites sont bien caractérisés par la métachromatie et la coloration par l'hématoxyline

(XIX)

KREBS

In den letzten Jahren hat man die Entwicklung der krebsartigen Neubildungen und besonders der epithelialen Tumoren durch die Gegenwart von Parasiten, der Gruppe der Protozöen angehörend, innerhalb der Zellen der Neubildung erklären wollen.

Speciell die Coccidien verursachen beim Kaninchen adenomatöse Neubildungen. Diese Parasiten leben und entwickeln sich in den Zellen der Gallengänge und verursachen hiedurch eine Vermehrung dieser Zellen (Vergl. Tafel II, Coccidien).

Tafel III

PSEUDO-COCCIDIEN

Die Coccidien-Theorie des Krebses war sehr verlockend ; sie wurde zuerst von Neisser, Pfeiffer, Darier. Wickham, Albarran, u. a. m. anlässlich der epithelialen Bildungen des malpighischen Typus verfochten. Die sehr ausführlichen Beschreibungen von Wickham in seiner These über die Paget'sche Krankheit zeigen, dass es sich hier hauptsächlich um pseudocystische Epithelialzellen handelt. Die Fig. auf der linken Seite (Typus Darier-Wickham) der Tafel III stellt einige dieser als Parasiten beschriebenen Elemente dar.

Es handelt sich um cystische, häufig endogene Zellen mit einem charakteristischen metazoëren Kern und strahlenförmigen Fäden, welche das eincystirte Protoplasma mit der Wand der Pseudo-Cyste der Coccidie verbinden.

Diese Zellen entwickeln sich, fallen auseinander und können die verschiedenartigsten Formen annehmen.

In einer zweiten Epoche dieser Studien, in den Arbeiten von Sjöbring, Foa, Ruffer, Soudakewitch, u. A., zeigen die als Coccidien beschriebenen Bildungen besonders Blasenformen in Folge schleimiger Absonderung im Innern der Krebszellen, hauptsächlich bei

CANCER

In these last few years there has been a tendency to explain the development of cancerous tumours, particularly of epithelial tumours, by the presence in the cells of these tumours of parasites belonging to the Protozoic group.

The coccidia may cause adenoma tumours to appear in rabbits; these parasites while living and growing in the bile-duct cells provoke the multiplication of these cells (See Coccidia, Plate II).

Plate III

PSEUDO-COCCIDIA

The coccidian theory was seductive and during a 1st period was maintained specially by Pfeiffer, Darier, Wickham, Albarran, etc., who specially considered the epithelial tumours of the Malpighian type.

Wickham's particularly very explicit descriptions given in his thesis on Paget's disease, prove that nearly all the elements concerned are pseudo-cystic epithelial cells, and Plate III, the left figure (Darier-Wickham type), illustrates some of these formerly described as parasites.

They are encysted cells often endogenous, with a caracteristic metazoic nucleus and radiated filaments uniting the encysted protoplasma to the wall of the coccidia pseudo-cyst.

These cells grow, degenerate and may assume different appearances.

In a 2nd period with the descriptions of Sjöbring, Foa, Ruffer, Soudakewitch, etc., the elements described as coccidia are generally round masses of mucous secretion found in the cancer cells, particularly in the glandular types, kidney, liver, pancreas and intestine.

These pseudo-parasites are well characterised by their metachromatism and by their staining with hematoxyline after fixing with Flemming's solution

après fixation au Flemming (réaction du mucus). La figure centrale, planche III, reproduit un des dessins du travail de Soudakewitch.

Les pseudo-parasites sont colorés en violet. Dans l'intérieur des boules muqueuses, on a signalé aussi la présence de corps amœbiformes qui ont été mal caractérisés jusqu'au travail de Sawtchenko et qu'on a décrits aussi comme parasites déterminant la dégénération muqueuse de la cellule.

Sawtchenko a surtout étudié ces corps centraux, dans les vacuoles des cellules cancéreuses, avec ou sans dégénération muqueuse ; il les a décrits comme parasites et a voulu les comparer aux stades jeunes de la coccidie du lapin.

La figure, planche III à droite, montre les pseudo-parasites du type Sawtchenko.

On peut donner une interprétation toute différente de ces corps intra-cellulaires pseudo-parasitaires, si on étudie avec soin l'évolution de l'archoplasma dans les cellules cancéreuses (certains cancers), et si on compare les figures décrites comme parasites aux différents stades de la formation du spermatozoïde chez le cobaye.

Planche II

SPERMATOGENÈSE DU COBAYE

Lorsqu'on étudie la formation du spermatozoïde chez le cobaye, on constate dans les spermatocytes de 1er ordre, à côté du noyau, une sphère archoplasmique nettement individualisée, dans laquelle se trouvent un ou deux centrosomes en diplocoque.

Par la fixation au Flemming et coloration au rouge Magenta, suivi de picro-indigo-carmin, le protoplasma de la sphère ou idiosome est coloré en bleu foncé et les centrosomes en rouge, puis apparaissent dans la sphère, par voie de division, une grande quantité de corpuscules centrosomiques qui ont les réactions colo-

---

den Drüsenkrebsen, wie jenen der Brustdrüsen, der Leber, des Pancreas und des Darmcanales.

Die Pseudo-Cysten sind besonders gekennzeichnet durch Metachromasie nach Färbung mittels Hämatoxylin bei Fixirung in der Flemming'schen Flüssigkeit (Schleim-Reaction). Die Mittel-Figur der Tafel III stellt eine der Zeichnungen aus der Arbeit von Soudakewitch dar.

Die Pseudo-Parasiten sind violett gefärbt.

Im Innern der Schleimblasen hat man auch amöbenförmige Körper bemerkt, die bis zur Arbeit von Sawtschenko falsch gedeutet wurden und welche man auch als Parasiten beschrieben hat, die die schleimige Degeneration der Zelle verursachen.

Sawtschenko hat besonders diese central gelegenen Körper in den Vacuolen der Krebszellen, mit oder ohne schleimiger Degeneration studirt. Er beschrieb sie als Parasiten und wollte sie den jungen Stadien der Kaninchen-Coccidie an die Seite stellen.

Die Fig. rechts der Tafel III zeigt die Pseudo-Parasiten von Sawtschenko.

Man kann eine davon ganz abweichende Erklärung dieser pseudoparasitären Körperchen im Innern der Zelle geben, wenn man die Entwicklung der Archoplasma in den Krebszellen gewisser Krebsformen näher studirt, und die als Parasiten gedeuteten Formen mit den verschiedenen Stadien der Bildung des Spermatozoon beim Meerschweinchen vergleicht.

Tafel II

SPERMATOGENESIS BEIM MEERSCHWEINCHEN

Wenn man die Bildung des Spermatozoon beim Meerschweinchen verfolgt, so constatirt man in den Spermatocyten erster Ordnung neben dem Kern eine archoplasmatische, scharf getrennte Zone, in welcher sich ein oder mehrere Centrosomen in Diplococcenform befinden.

Durch die Fixirung in Flemming'scher Flüssigkeit und Färbung in Magenta-Roth mit nachfolgender Benützung von Pikro-Indigo-Karmin wird das Protoplasma der Grenzzone oder Idiosoma tief blau, und die Centrosomen roth gefärbt. Hierauf erscheinen in

---

(Mucous reaction). The central fig., plate III, show one of the drawings taken from Soudakewitch's description.

The pseudo-parasites are stained in violet. In th mucous masses, can also be found amoebiform bodie which were insufficiently characterised until Saw chenko's description, and which have also bee described and sometimes considered as parasites caus ing the cell's mucous degeneration.

Sawtchenko specially described these central bodie in the cancer cell's vacuoles with or without mucou degeneration; he described them as parasites ar compared them to the young stages of the rabbit coccidium.

The fig. on the right of plate III illustrates th pseudo-parasites of the Sawtchenko type.

A totally different interpretation of these intra-ce lular pseudo-parasitar bodies can be given if th evolution of the archoplasma in the cancer cells (some special cancers) is carefully studied, and if th elements described as parasites are compared wi the different stages of the evolution of the sperm tozoids in guinea-pigs.

Plate II

GUINEA-PIG SPERMATOGENESIS

When the evolution of the spermatozoid of t guinea-pig is considered, in the spermatocysts of t 1st category, close to the nucleus, can be seen archoplasmic sphere clearly individualised, in whi are one or two centrosomae forming a diplococcus.

By fixing with Flemming solution and staini with first Magenta red and next with picro-ind carmin, the protoplasma of the sphere or idioso is stained in dark blue and the centrosomae red; then appear in the sphere through fission quantity of centrosomic corpuscles having the react

rantes des centrosomes initiaux. Plus tard ces corpuscules, toujours inclus dans l'idiosome, grossissent et leur nombre diminue, il se fait comme une fusion qui, par vacuolisation successive dans l'archoplasme, aboutit à un gros corps chromatique unique, entouré d'une auréole d'archoplasma coloré en bleu ; c'est là l'origine de la coiffe de spermatozoïde.

Déjà à ce moment, le cil vibratile inséré sur un des centrosomes aberrants a fait son apparition ; l'idiosome vient s'appliquer contre le noyau et paraît l'attirer fortement ; des prolongements archoplasmiques, émis par l'idiosome, isolent le noyau dans la cellule, tandis que le centrosome, porteur du cil vibratile, vient s'accoler à l'autre pôle du noyau, et le spermatozoïde avec sa coiffe est comme énucléé de la cellule mère par un mécanisme sur lequel il est inutile d'insister ici.

Il y a là toute une évolution de l'archoplasma.

der Zone auf dem Wege der Theilung eine grosse Menge von centrosomischen Körperchen, welche die Farbreactionen der ursprünglichen Centrosomen aufweisen. Später wachsen die stets im Idiosoma eingeschlossenen Körperchen, ihre Zahl nimmt ab, es kommt zu einer Art Verschmelzung derselben, und durch hintereinander folgende Vacuolisirung des Archoplasma werden sie schliesslich zu einem einzigen grossen Chromatin-Körper, der von einem Hofe von blaugefärbtem Archoplasma umgeben ist. Dies ist der Ursprung der Deckkappe des Spermatozoon.

Schon in diesem Stadium erscheint die zitternde Geissel, die an einem der abseits liegenden Centrosomen geheftet ist. Das Idiosoma lehnt sich an den Kern an und scheint ihn stark anzuziehen. Archoplasmatische Ausläufer, die vom Idiosoma ausgehen, trennen den Kern in der Zelle, während das Centrosoma, das die Geissel trägt, sich an den anderen Pol des Kernes anheftet ; das Spermatozoon mit der Kappe ist gleichsam aus der Mutterzelle ausgeschält und zwar durch einen Vorgang, den zu erklären hier nicht der Platz ist.

Es spielt sich da die ganze Entwickelung des Archoplasma ab.

of the initial centrosoma. Later on these corpuscles always included in the idiosoma grow larger but they become less numerous ; there is a sort of fusion which by successive vacuolisation of the archoplasma terminates by a big, single chromatic body surrounded by a crown of archoplasma stained in blue ; this is the origin of the spermatozoid's hood.

Already then, the flagellum appears inserted on one of the aberrant centrosoma, the idiosoma sticks to the nucleus which it seems to attract strongly ; archoplasmic prolongations proceeding from the idiosoma disconnect the nucleus in the cell, and meanwhile the centrosoma carrying the flagellum sticks to the other pole of the nucleus and the spermatozoid with its hood is enucleated from the mother cell by a mechanism on which it is useless to insist here.

Nous allons trouver des faits de même ordre et plus compliqués, dans l'évolution de certaines cellules cancéreuses.

Après fixation aussi parfaite que possible et coloration au rouge Magenta suivi de picro-indigo-carmin (technique donnée à propos de la planche Coccidies II), en examinant les coupes les plus superficielles et par suite les mieux fixées, lorsqu'on a la bonne fortune de tomber sur une tumeur intéressante, on peut bien étudier la genèse des formes qui sont en question (type Sawtchenko).

Souvent à côté du noyau, surtout dans les grandes cellules un peu hypertrophiées, on peut voir la sphère

Wir finden dieselben Vorgänge, nur noch complicirter, in der Entwicklung gewisser Krebszellen.

Nach möglichst gründlicher Fixirung und Färbung mittelst Magenta-Roth, welcher Behandlung mit Pikro-Indigo-karmin folgt (die Technik wurde anlässlich der Tafel Coccidien (II) bereits angegeben). Nach Prüfung der oberflächlichsten Schnitte, das heisst der am besten fixirten, kann man — wenn man das Glück hat, auf einen interessanten Tumor zu stossen — sehr gut die Entstehung der hier interessirenden Formen studiren (Typus Sawtschenko).

Man kann dann häufig neben dem Kern, besonders in den grossen hypertrophischen Zellen die Zone der

We will find similar but more complicated facts in the evolution of certain cancer cells.

After fixing as well as possible and staining with Magenta red first and with picro-indigo-carmin afterwards (technic already explained for Plate II), when you examine the most superficial sections and consequently those that have only been fixed, if you have the good luck to fall on an interesting tumour the « genese » of these particular bodies may be easily studied (Sawtchenko type).

Frequently, especially in large, slightly hypertrophied cells, close to the nucleus, the attractive sphere may be seen stained in dark blue showing out on

attractive colorée en bleu foncé, sur le protoplasma clair; elle contient un ou deux centrosomes en diplo-coques (fig. 1).

Comparer avec les spermatocytes du cobaye (planche II).

Ici, il ne peut être question de parasites, et c'est là le point de départ important non vu par Sawtchenko.

Cette sphère peut contenir un plus ou moins grand nombre de centrosomes, disposés en chaînettes (fig. 2).

Le processus qui conduit aux pseudo-parasites est toujours le même : c'est un processus de vacuolisation.

Tantôt c'est la sphère archoplasmique tout entière qui s'isole dans le protoplasma de la cellule (fig. 3 et 4.)

Tantôt des grains centrosomiques détachés, entourés d'une portion d'archoplasma, s'isolent dans une vacuole et grossissent peu à peu (fig. 5.)

Tantôt dans l'archoplasma même, il se produit des vacuolisations partielles, et ce sont là les cas les plus intéressants. Dans la figure 6 de la planche, à côté du noyau on peut voir l'archoplasma coloré en bleu foncé, mis en évidence dans le protoplasma cellulaire ; 5 vacuoles, développées dans l'archoplasma même, montrent à leur intérieur des pseudo-amibes en voie de développement; entre les vacuoles, dans l'archoplasma, se voient très bien les grains centrosomiques non encore individualisés.

Anziehung tief blau gefärbt und sich vom helleren Protaplasma abhebend sehen. Sie enthält 1 oder 2 Centrosomen in Diplococcenform (Fig. 1). Vergl. mit den Spermatocyten des Meerschweinchens. (Tafel II.)

Hier handelt es sich gewiss nicht um Parasiten, und das ist der wichtigste Ausgangspunkt des Ganzen, was von Sawtschenko nicht gesehen wurde.

Diese Zone kann eine mehr oder weniger grosse Anzahl von kettenförmig angeordneten Centrosomen enthalten (Fig. 2).

Die Umwandlung, die schliesslich zu den Pseudoparasiten führt, bleibt stets die gleiche : es ist eine Vacuolisirung.

Bald trennt sich die ganze archoplasmatische Zone im Protoplasma der Zelle los (Fig. 3 und 4), und bald lösen sich wieder getrennte centrosomische Körnchen, die von einem Stückchen Archoplasma umgeben sind, in einer Vacuole ab und wachsen allmälig heran (Fig. 5).

Bald kommt es im Archoplasma selbst zu theilweisen Vacuolisirungen; diese letzteren sind die interessantesten. Man kann aus Fig. 6 der Tafel neben dem Kern das tief blau gefärbte Archoplasma sehen, das in dem Zellen-Protoplasma dargestellt ist. 5 Vacuolen, die sich im Archoplasma selbst gebildet haben, zeigen im Innern Pseudo-Amöben, die in Entwicklung begriffen sind. Zwischen den Vacuolen im Archoplasma sieht man sehr gut die centrosomischen Körnchen, aber noch nicht scharf genug abgesondert.

the protoplasma of a much lighter blue; it contai[n]
one or two centrosomas (fig. 1).

Compare with the guinea pig's spermatocy[te]
(Plate II).

Parasites in this case are out of the question, a[nd]
this important conception was missed by Sawtchenk[o].

This sphere may contain more or less numero[us]
centrosomas disposed in small chains (fig. 2).

*The processus leading to pseudo-parasites is alwa[ys]
the same, it is a processus of vacuolisation.*

Sometimes the whole archoplasmic sphere is is[o]-
lated in the cell's protoplasma (fig. 3 and 4); at oth[er]
times detached centrosomic grains surrounded by [a]
archoplasmic zone are isolated in a vacuole, and gro[w]
slowly larger and larger (fig. 5).

In other cases partial vacuolisation appears in t[he]
archoplasma itself and these are most interestin[g]
cases. In fig. 6, close to the nucleus is the arch[o]
plasma stained in dark blue very evident in t[he]
cellular protoplasma prolongement; three vacuo[les]
developed in the archoplasma itself contain pseud[o]
amoebae, in full growth; not yet individualised ce[n]-
trosomic grains are very evident in the archoplasm[a]
between the vacuoles.

VACCINE

VACCINE

Parallèlement à la théorie coccidienne du cancer, s'est développée la théorie coccidienne des maladies éruptives : vaccine, variole, clavelée, etc. Guarnieri, le premier, a décrit dans la cornée du lapin, à la suite de l'inoculation vaccinale, la présence d'un parasite protozoaire, le *Cytorictes vaccinæ*.

Des parasites de même ordre ont été décrits par Roger dans la variole, et par Bosc dans la clavelée.

Dans la cornée du lapin, qui est le lieu d'élection, pour l'étude de ces pseudo-parasites, déjà 24 heures après l'inoculation par stries, on peut voir sur les coupes, dans les cellules épithéliales, des corps variés, des boules chromatiques, uniques ou réunies en haltères, grosses ou petites, entourées ou non de portions plus claires, presque toujours logées dans une vacuole autour du noyau de la cellule épithéliale : celle-ci devient granuleuse avec un noyau très chromatique.

Beaucoup d'auteurs se sont élevés contre l'interprétation parasitaire : Metchnikoff, Salmon, Unckel, etc.

Planche I

CORNÉE DU LAPIN

La planche, représentant une coupe de cornée, au 4ᵉ jour de l'inoculation, démontre bien qu'il s'agit surtout de leucocytes ayant pénétré dans les cellules épithéliales.

La coupe est faite tangentiellement, et montre, au centre, la ligne d'inoculation avec les cellules, voisines de la strie d'inoculation : on distingue très bien les différentes manières d'être des leucocytes, quelquefois parfaitement reconnaissables, ou bien déjà altérés, détruits, réduits à l'état de boules chromatiques homogènes, ou bien formant une sorte de plasmode étalé et bourgeonnant.

(XX)

VACCINE

Gleichzeitig mit der Coccidien-Theorie des Krebses bildet sich die Coccidien-Theorie der Eruptivkrankheiten (Vaccine, Blattern, Pocken der Schafe u. s. w.) aus. Guarnieri hat als erster in der Kaninchen-Hornhaut nach der Einimpfung von Vaccine protozoënartige Parasiten erkennen wollen, die *Cytorictes vaccinae*.

Parasiten derselben Art wurden von Roger bei Blattern und von Bosc bei den Pocken der Schafe (Clavelée) beschrieben.

In der Hornhaut des Kaninchens, die sich ganz besonders zum Studium dieser Pseudoparasiten eignet, sieht man schon 24 Stunden nach der streifenförmigen Impfung auf den Schnitten in den Epithelialzellen verschiedenartige Körperchen. Chromatinkugeln theils allein, theils zu Hantelformen vereinigt, gross oder klein, von helleren Parthieen umgeben oder ohne solche, fast ausschliesslich im Innern einer Vacuole, neben dem Kern der Epithelialzelle gelegen. Diese wird körnig, und der Kern sehr chromatisch.

Viele Autoren haben sich gegen die Deutung dieser Körperchen als Parasiten ausgesprochen, so Metschnikoff, Salmon, Unckel, etc.

Tafel I

KANINCHEN-HORNHAUT

Die Tafel stellt einen Hornhautschnitt am vierten Tage der Impfung dar und zeigt deutlich, dass es sich gewiss um Leucocyten handelt, die in das Innere der Epithelialzellen eingedrungen sind.

Der Schnitt ist tangential gemacht und zeigt im Centrum den Impfungsstrich mit den Nachbarzellen. Man unterscheidet sehr genau die verschiedenen Figuren der Leucocyten, die manchmal noch ganz gut als solche zu erkennen sind, aber auch schon umgestaltet, zerstört, zu einförmigen chromatischen Kugeln umgewandelt oder auch sogar eine Art von ausgebreiteter, knospender Plasmodie bildend.

VACCIN

The coccidia theory of eruptive diseases such as vaccin, small-pox, rot (*clavelée*), etc., made its appearance at the same time as the coccidia theory of cancer. Guarnieri was the first to describe a protozoaire parasite, the *Cytorictes vaccinae*, appearing in rabbit's cornea after vaccinal inoculation.

Similar parasites have been described by Roger in small-pox and by Bosc in clavelée.

The cornea of the rabbit is the best region for studying these parasites and in sections, already 24 hours after inoculation, various bodies in the epithelial cells may be seen, such as chromatic bodies, single or united and having the appearance of dumb-bells, large or small, surrounded or not by clearer regions, nearly always situated in a vacuole, surrounding the nucleus of the epithelial cell, which becomes granular with a very chromatic nucleus.

Many authors have discussed this parasite interpretation, Metchnikoff, Salmon, Unckel, etc.

Plate I

CORNEA OF RABBIT

The plate illustrating a section of the cornea, the 4ᵗʰ day after inoculation, proves easily that we only have to do with leucocytes having penetrated the epithelial cells.

The section has been cut in a tangent direction and shows the line of inoculation and the neighbouring cells; the different *modus vivendi* of the leucocytes can be easily distinguished; they are sometimes easily recognisable or otherwise they are already altered, destroyed or reduced to homogeneous chromatic round masses or to a sort of plasmode spread out and flaring.

Planche II

PUSTULE VACCINALE AU QUATRIÈME JOUR
CHEZ LE SINGE

L'inoculation de la vaccine, chez le singe, donne de très belles pustules qui apparaissent à la fin du troisième jour et grossissent rapidement. On peut facilement étudier la formation et le développement de ces pustules, exclusivement épithéliales. — Le premier début est marqué par une vacuolisation des cellules de la couche de Malpighi et la pénétration de leucocytes dans les cellules épithéliales hypertrophiées et multipliées; les couches cellulaires sont plus nombreuses et font saillie à la surface de la peau.

Des inclusions de plusieurs sortes existent dans les cellules épithéliales; au niveau de la pustule, vers la surface, les cellules aplaties montrent des boules hyalines de dimensions très variées dérivant de productions éléidiniques, ayant souvent l'apparence de gouttelettes chromatiques; dans les cellules de la couche moyenne, autour du noyau, très souvent le protoplasma paraît se condenser en certains points et former des couches concentriques en arc, engainant le noyau; — ailleurs, dans les couches plus profondes, la pénétration des leucocytes dans la cellule épithéliale est de toute évidence et, comme dans la cornée, on peut saisir les différents modes de destruction du noyau leucocytaire. — Beaucoup de cellules épithéliales montrent, dans des vacuoles périnucléaires, des amas granuleux composés de petits points conglomérés, chromatiques, dont la véritable nature est difficile à établir. — Sous la couche malpighienne, l'examen microscopique ne montre pas de réaction spéciale, tout au plus quelques leucocytes polynucléés, en voie de diapédèse autour des vaisseaux des papilles.

La préparation est une coupe de pustule fixée au Flemming, colorée par rouge Magenta, suivi de bleu à l'argent pour différenciation, acide picrique, alcool, essence de girofle.

Les différenciations obtenues sont très évidentes.

Tafel II

VACCINEPUSTEL
AM 4. TAGE BEIM AFFEN

Die Einimpfung der Vaccine gibt beim Affen sehr schöne Pusteln, die am Ende des dritten Tages auftreten und rasch wachsen. Man kann leicht die Bildung und Entwicklung dieser ausschliesslich epithalialen Pusteln verfolgen. Der erste Beginn ist durch eine Vacuolisirung der Zellen der Malpighi'schen Schichte gekennzeichnet und durch das Eindringen von Leucocyten in die hypertrophischen, vermehrten Epithelialzellen. Die Zellenschichten sind zahlreicher und bilden eine Wölbung an der Hautoberfläche.

Verschiedenartige Einschlüsse finden sich in den Epithelialzellen dort, wo die Pustel besteht. Die abgeplatteten Zellen zeigen gegen die Oberfläche zu hyaline Blasen von verschiedener Grösse, die von eleidinischen Bildungen abstammen und oft das Aussehen von Chromatintröpfchen zeigen. Neben dem Kern scheint das Protoplasma sehr häufig sich an gewissen Punkten zusammenzuziehen und concentrische, bogenförmige Schichten zu bilden, die den Kern vollkommen einschliessen. In den tieferen Schichten ist das Eindringen des Leucocyten in die Epithelialzelle vollkommen deutlich, und man kann wie in der Hornhaut die verschiedenen Arten der Zerstörung des Leucocytenkerns beobachten. Viele Epithelialzellen zeigen in den perinucleären Vacuolen körnige Haufen, die aus kleinen zusammenhängenden Chromatinpünktchen gebildet sind, deren wahre Bedeutung schwer zu erklären ist. Unterhalb der Malpighi'schen Schichte zeigt die mikroskopische Untersuchung keine specielle Reaction. Höchstens findet man einige polynucleäre Leucocyten in Diapedese um die Papillengefässe herum begriffen.

Das Präparat ist ein Pustelschnitt in Flemming'scher Flüssigkeit fixirt, in Magentaroth gefärbt, hierauf wegen der Differencirung in Silberblau getaucht. Nachfolgende Behandlung mit Pikrinsäure, Alkohol, Nelkenöl

Die so erhaltenen Differencirungen sind sehr deutlich.

Plate II

A FOUR DAYS VACCINAL PUSTULE
IN A MONKEY

Vaccinal inoculation in a monkey produces ve fine pustules appearing at the end of the third d and growing very rapidly. It is easy to study the fe mation and the development of these exclusive epithelial pustules.

The beginning is marked by a vacuolisation of t cells of Malpighi's stratum and by the penetration leucocytes in the multiplied and hypertrophied cel the cell strata are more numerous and form an el vation on the surface of the skin.

Inclusions of various nature exist in the epithel cells close to the pustule. Near the surface, the flatten cells contain hyaline round masses of various siz formed with eleidin productions taking frequent the appearance of chromatic droplets; in the cells the middle layer the protoplasma frequently seems condense around the nucleus in certain places, an forms concentric strata englobing the nucleus. deeper strata the penetration of the epithelial cel by the leucocytes is extremely evident and the diff rent modes by which the leucocytes nucleus is de troyed can be followed as in the cornea.

Many epithelial cells show in perinuclear vacuol granulous heaps formed by small conglomerate chromatic dots, the real nature of which is difficu to define.

Under the stratum of Malpighi the microscopic examination shows no special reaction, hardly a fe polynucleated leucocytes in diapedesis around th blood vessels of the papillae.

This preparation is a section of a pustule fixe with Flemming solution, stained first with Magent red and next with blue and silver for differentiatin picric acid, alcohol and clove oil.

The differentiation thus obtained is very evident

COCCIDIES

COCCIDIES

Les Coccidies sont des parasites appartenant au règne animal; elles constituent un des ordres de la classe des Sporozoaires. Leur croissance est tout entière intra-cellulaire ; en général, ce sont les cellules épithéliales (intestin grêle, canaux biliaires) qui sont parasitées; il y a aussi des coccidies dans les cellules rénales de l'escargot (*Klossia helicina*). L'hématozoaire du paludisme, qui par tous ses caractères montre de grandes affinités avec les Coccidies, habite les hématies du sang humain.

L'étude du cycle évolutif d'une coccidie bien typique, telle la coccidie du lapin (*Coccidium oviforme* ou *cuniculi*, Rivolta) peut servir de préface, pour ainsi dire, à l'étude de l'évolution de l'hématozoaire de Laveran.

Planche I

CYCLE ÉVOLUTIF D'UNE COCCIDIE
(SCHEMA)

Une des deux planches consacrées aux Coccidies représente, sous forme de dessins demi-schématiques, les principaux stades du cycle évolutif de la coccidie du lapin. Ce parasite habite, tantôt les cellules épithéliales de l'intestin grêle, tantôt les canalicules biliaires. La contamination se fait par la bouche; le lapin avale, avec ses aliments, des kystes mûrs, tels que ceux représentés par la fig. 10.

Ces kystes, qui ont de 30 à 40 μ de long sur 20 de large, renferment à leur intérieur 4 sporocystes (*spc*). Chaque sporocyste (fig. 1) de forme naviculaire, a 12 μ de long sur 7 de large ; il est entouré de deux membranes, l'une externe résistante, nommée épispore (*ép*), l'autre interne mince, moulant le contenu, appelée endospore (*end*). A l'intérieur du sporocyste, on trouve deux éléments allongés, virgulaires, avec un noyau central disposés *tête bêche* (*sz*);

(XXI)

COCCIDIEN

Die Coccidien sind Parasiten des Thierreiches und bilden eine der Arten der Klasse der Sporozoen. Ihre Entwicklung spielt sich gänzlich innerhalb der Zellen ab. Es sind gewöhnlich Epithelialzellen (im Dünndarm und in den Gallengängen), die den Parasiten beherbergen. Es gibt auch Coccidien in den Nierenzellen der Schnecke (*Klossia helicina*). Das Hämatozoon der Malaria, das durch alle seine Eigenschaften eine enge Verwandschaft mit den Coccidien zeigt, ist ein Bewohner der rothen Blutkörperchen des Menschen.

Das Studium des Entwicklungsganges einer recht typischen Coccidie wie z. B. jener des Kaninchens (*Coccidium oviforme, cuniculi*, Rivolta) kann sozusagen als Einleitung zum Studium der Entwicklung des von Laveran'schen Blutparasiten dienen.

Tafel I

ENTWICKLUNGS-STADIEN EINER COCCIDIE
(SCHEMATISCH)

Eine der beiden Tafeln, welche die Coccidien darstellen, gibt uns in Form von halb-schematischen Zeichnungen die hauptsächlichsten Stadien des Entwicklungsganges der Kaninchen-Coccidie. Dieser Parasit bewohnt bald die Epithelialzellen des Dünndarmes, bald die Gallengänge. Die Infection geschieht durch den Mund, indem das Kaninchen mit seiner Nahrung reife Cysten verschlingt, wie solche die Fig. 10 darstellt.

Diese Cysten, welche 30 bis 40 μ lang und 20 μ breit sind, schliessen in ihrem Innern 4 Sporocysten ein (*spc*). Jede Sporocyste (Fig. 1) ist kahnförmig und 12 μ lang, 7 μ breit. Sie ist von 2 Hüllen eingeschlossen, deren äussere widerstandsfähigere (*ip*) Epispore heisst, während die innere, dünne, ihren Inhalt eng umschliessende Endospore (*end*) heisst. Im Innern der Sporocyste findet man zwei längliche, gekrümmte

COCCIDIA

Coccidia are parasites belonging to the animal kingdom and form a group of the sporozoic class. Their development is entirely intra-cellular, and they generally develop in epithelial cells (small intestine, bile-ducts); coccidia can be found in the kidney cells of snails (*Klossia helicina*). Hematozoa of malaria, which in many points resemble greatly coccidia, dwell in the human blood corpuscles.

The description of the cycle of evolution of a good typical coccidium such as that of the rabbit (*coccidium oviforme, cuniculi*, Rivolta) may to a certain extent serve as an introduction to the study of the evolution of Laveran's hematozoa.

Plate I

CYCLE OF EVOLUTION OF A COCCIDIUM
(SCHEMA)

One of the two plates devoted to coccidia illustrate in half schematical figures the principal stages of the cycle of evolution of the rabbit coccidia.

This parasite dwells either in the epithelial cells of the intestine or in the bile ducts. Contamination occurs by the animal swallowing, with his food, ripe cysts like those represented in fig. 10.

These cysts are 30 to 40 μ long and 20 μ broad, they contain 4 sporocysts (*spc*). Each sporocyste (fig. 1) affects the form of a spindle and is 12 μ long and 7 μ broad; it is clothed with two membranes, one external resistant, named epispore (*ip*), the other internal thin and tightly enclosing its content, named endospore (*end*). In the sporocyste itself are two long bodies resembling a coma, with a central nucleus, they are disposed head to tail (*sz*); between them exists a round granulous heap formed with non available

entre eux, on distingue une boule granuleuse, protoplasma non utilisé, constituant le reliquat de différenciation (*r*).

Sous l'action des sucs digestifs, les sporocystes libérés de l'enveloppe kystique, s'ouvrent en deux valves, suivant un plan méridien, et les sporozoïtes s'échappent. — La fig. 2 représente un de ces sporozoïtes mis en liberté.

Celui-ci se dirige vers les cellules épithéliales, pénètre à l'intérieur de l'une d'elles, et là se met en boule (fig. 3, *p*.).

La jeune coccidie intra-cellulaire grossit; en même-temps son noyau se divise en 2, puis en 4, puis finalement en un nombre plus considérable de fragments (de 8 à 50). Une division protoplasmique intervient alors ; puis les petites sphères ainsi formées s'allongent et on a, dans la cellule hôte, une masse telle que celle de la figure 4. ayant l'aspect d'un barillet ou d'une orange pelée, à plusieurs rangées de tranches. A un pôle, on remarque un reliquat de différenciation, chaque élément fusiforme porte le nom de *mérozoïtes*. Ces phases de l'évolution de la coccidie constituent la multiplication asexuée ou schizogonique.

Les *mérozoïtes* mis en liberté sont capables d'infecter d'autres cellules épithéliales ; par eux, est réalisée l'auto-infection de l'animal.

Mais, au bout d'un certain nombre de générations de mérozoïtes, d'autres éléments se produisent qui vont conduire à la reproduction sexuée.

Ces éléments sont de deux sortes : *les macrogamètes et les microgamètes*.

Ils ont pour point de départ dans la cellule épithéliale une petite forme analogue à *p* (fig. 3).

S'il s'agit de *microgamètes*, la cellule se développe beaucoup, le noyau se divise en un nombre considérable de fragments, par des divisions successives, avec des centres de groupements de plus en plus nombreux ; les fragments nucléaires se portent dans chaque groupement à la périphérie et finalement, la grande cellule, ayant encore conservé une apparence d'unité, montre à la surface une quantité énorme de fragments chromatiques ; chacun de ces noyaux a les dimensions et l'apparence d'un micrococoque. Puis ces micrococoques s'allongent perpendiculairement à la sur-

Elemente, mit einem Centralkern und spatenförmig angeordnet (*sz*); zwischen ihnen ist ein körniger, kugelförmiger Haufen sichtbar, der nicht benütztes Protoplasma ist und den Ueberrest der Differencirung (*r*) darstellt.

Unter dem Einflusse der Nahrungssäfte werden die Sporocysten von ihrer cystischen Hülle befreit und öffnen sich in 2 Klappen, gemäss einer Meridianebene, und die Sporozoiten treten aus. Die Fig. 2 stellt einen dieser beiden Sporozoiten nach seiner Freimachung dar.

Dieser nimmt seinen Weg zu den Epithelialzellen, dringt in das Innere einer derselben ein und nimmt hier eine Kugelform an (Fig. 3, *p*.).

Die junge intra-celluläre Coccidie wächst ; zu gleicher Zeit theilt sich ihr Kern in zwei, dann in vier und schliesslich in eine ganz bedeutende Anzahl von Fragmenten (8 bis 50). Eine Theilung des Protoplasma kommt hierauf zustande ; die so geformten kleinen Kugeln verlängern sich, sodass in der Wirtszelle eine Masse sichtbar wird, wie sie Fig. 4 darstellt, mit dem Aussehen eines kleinen Tönnchens oder einer geschälten Orange mit mehreren Schnittreihen. Man bemerkt dann an einem Pole einen Ueberrest der Differencirung. Jedes spindelförmiges Element trägt den Namen *Merozoit*.

Die Entwicklungsstadion der Coccidie bilden die ungeschlechtliche oder chizogonische Fortpflanzung.

Die freigewordenen Merozoiten sind imstande, andere Epithelialzellen zu inficiren und durch sie kommt es zur Autoinfection des Thieres.

Nach einer gewissen Anzahl von aufeinanderfolgenden Bildungen von Merozoiten entstehen andere Elemente, welche zur geschlechtlichen Fortpflanzung hinüberleiten.

Diese Elemente sind zweierlei Art : *die Macrogameten* und *die Microgameten*.

Als Ausgangspunkt haben sie in der Epithelialzelle ein kleines Gebilde, das *p*. (Fig. 3) ähnlich aussieht.

Im Falle der Bildung von Microgameten wächst die Zelle stark, der Kern bildet eine beträchtliche Anzahl von Fragmenten durch aufeinander folgende Theilung mit immer zahlreicherer Formung von Bildungscentren. Die Kerntheile lagern sich in jedem derselben an der Peripherie und schliesslich zeigt die grosse Zelle, die scheinbar eine Einheit darstellt, an der Oberfläche

protoplasma constituting the reliqua of differenciati[on] Once freed of their cystic envelope the sporocyst[s] under the influence of the digestif fluid, open li[ke] two valves separated through their middle, and t[he] sporozoites escape. Fig. 2 shows one of these spor[o]zoites thus set free.

This sporozoite approaches the epithelial cel[l] penetrates into one of them and there takes [the] appearance of a round ball (fig. 3, *p*).

The young intra-cellular coccidium grows larg[e] and larger; its nucleus divides first in two, then [in] four and finally in a considerable number of fra[g]ments (between 8 and 50).

The protoplasma then begins to be divided; t[he] small spheres thus formed lengthen gradually and [in] the mother-cell exists a mass illustrated in fig. [4] having the appearance of a keg or of a pealed oran[ge] with several rows of quarters.

At one end is a reliqua of differenciation. Ea[ch] fusiform element is known under the name [of] *merozoite*.

These phases of the coccidium evolution constit[ute] the non-sexual or schizogonic multiplication.

The freed merozoites are capable of infecting oth[er] epithelial cells; and thus the animal may be aut[o] infected.

But, after a few merozoite generations, other el[e]ments appear, who finally terminate sexual repr[o]duction.

These elements are of two sorts : the *macrogamet[es]* and the *microgametes*. They are derived from a sm[all] body (such as *p*, fig. 2) contained in the epithelial ce[ll]

If we follow the evolution of microgametes, we s[ee] that the cell grows larger, that the nucleus is divide[d] in a considerable number of fragments by successi[ve] divisions with more and more numerous centre[s] around which group the nucleus fragments, and th[at] finally the surface of the big cell, which has still ke[pt] to a certain degree an appearance of unity, is covere[d] with an enormous amount of chromatic fragment[s] each of these nuclei resemble a micrococcus in aspe[ct] as well as in size. These micrococci then lengthe[n] following a direction perpendicular to the surfac[e] and change into comas of about 4 μ.

face, puis se transforment en virgules de 4 μ de long. Ces éléments (microgamètes) sont presque exclusivement chromatiques et la figure 5 les montre, d'après une préparation fixée au Flemming, colorés par le rouge Magenta, à la surface du protoplasma ancien, constituant un énorme reliquat de différenciation. Ces microgamètes sont très mobiles, grâce à leur forme virgulaire et aussi à la présence de deux longs cils : l'un inséré à la pointe antérieure, l'autre à peu de distance de la pointe postérieure (fig. 6).

Quand un *macrogamète* se différencie, le noyau reste toujours unique ; mais en même temps que le corps de la coccidie grossit, il s'accumule à son intérieur des granulations qui se colorent comme la chromatine par les couleurs basiques ; ce sont des corps chromatoïdes. Quand la croissance est terminée, le macrogamète s'entoure d'une membrane chitineuse, la figure 7 représente ce stade ; on distingue le noyau vésiculeux *n* avec sa sphère chromatique centrale ; dans le protoplasma, des granules chromatoïdes (*g. c.*) et des granules gras (*g. g.*), colorés en noir par l'acide osmique, éléments de réserve.

C'est à cet état que le macrogamète tombe dans la lumière des canaux. Bientôt le protoplasma se contracte, de façon à ne plus être adhérent aux parois du kyste, que suivant un équateur et en un point polaire où ce kyste présente une ouverture, *le micropyle*.

C'est à ce moment qu'intervient l'acte sexué (figure 8 [1]), les microgamètes se pressent au micropyle, l'un d'eux pénètre et se trouve d'emblée à l'intérieur du noyau femelle ; rapidement, sa chromatine se trouve émiettée. on a ainsi le stade représenté figure 8 : dans le noyau femelle, on distingue nettement les amas chromatiques mâle ♂ et femelle ♀. La fusion suit, et le protoplasma se rétracte encore de façon à constituer une sphère n'ayant plus qu'une circonférence de contact avec la paroi kystique. C'est à cet

1. Les figures 5 et 8 sont empruntées au développement d'une coccidie très voisine de celle du lapin, la coccidie du triton (*Coccidium proprium*, Schneider) les microgamètes de cette coccidie sont plus beaux que ceux du C. cuniculi ; les détails de l'acte sexué, non vus encore chez le lapin, ont été vus et figurés avec beaucoup de précision par Siedlecki, en ce qui regarde la coccidie du triton.

eine ungeheure Anzahl von chromatischen Fragmenten. Jeder dieser Kerne hat die Grösse und das Aussehen eines Micrococcus. Diese ziehen sich senkrecht zur Oberfläche in die Länge und nehmen Kommaform von ungefähr 4 μ Länge an. Diese Microgameten sind fast ausschliesslich chromatisch und, die Fig. 5 zeigt sie nach einer Präparation, die in Flemming'scher Flüssigkeit fixirt und mit Magenta-Roth gefärbt ist, an der Oberfläche des ehemaligen Protoplasma einen starken Ueberrest von Differencirung darstellend. Diese Microgameten sind ausserordentlich beweglich, Dank ihrer Kommaform und auch infolge der Anwesenheit zweier langer Cilien, von denen die eine an dem Pole befestigt und die andere ein wenig von dem hintern Pole entfernt ist (Fig. 6).

Wenn ein Macrogamet entstehen soll, bleibt der Kern immer ganz. Aber während der Körper der Coccidie wächst, sammeln sich in seinem Innern Körner an, die gleich dem Chromatin basische Farben annehmen : es sind dies die Chromatoid-Körper. Wenn das Wachsthum beendgit ist, umgibt sich der Macrogamet mit einer chitinartigen Membran. Die Fig. 7 stellt dieses Stadium dar. Man unterscheidet hier den blasenartigen Kern μ mit seiner centralen Chromatin-Sphäre, im Protoplasma Chromatoid-Körnchen (*g. c.*) und schliesslich fette Körnchen (*g. g.*), die durch Osmiumsäure schwarz gefärbt sind und Vorrat-Substanzen darstellen.

In diesem Zustande gelangt der Macrogamet in das Lumen der Kanäle. Bald darauf zieht sich das Protoplasma zusammen, sodass es nicht mehr den Wänden der Cyste anliegt mit Ausnahme am Aquator und an einem Pole, wo diese Cyste eine Oeffnung zeigt, die *Micropyle*.

Der Kern hat Birnenform und seine Spitze berührt die Micropyle.

In diesem Momente kommt es zur Befruchtung (Fig. 8 [1]). Die Mikrogameten drängen sich zur Micro-

1. Die Figuren 5 u. 8 entstammen den Bildern. die man bei der Entwicklung einer Coccidie sieht, die der des Kaninchens sehr nahe ist, nämlich der Coccidie des Tritons (Coccidium proprium Schneider). Die Microgameten dieser Coccidie sind viel schöner als die des Kaninchens. Die Details des Geschlechtsactes wurden hier noch nicht gesehen, jedoch von Siedlicki beim Parasiten des Triton beobactet und mit grosser Deutlichkeit geschildert.

These elements (microgametes) are nearly exclusively chromatic and fig. 5 shows them on a preparation fixed with Flemming's solution, stained with Magenta red, forming an enormous reliqua of differenciation on the surface of old protoplasma. These microgametes are very motile owing to their coma form and to two flagella, one of which is inserted on the fore extremity, and the other at a small distance from the hind extremity (fig. 6).

The nucleus remains single, when a macrogamete is in the act of differenciating ; but, as the body of the coccidium grows larger, the granulations, which alike to chromatine are stained by basic dyes, accumulate in the parasite ; these granulations are the chromatoid bodies. When the growth is complete, the macrogamete is enclosed in a chitinous membrane. Fig. 7 shows this stage ; the vesiculous nucleus *n* with its central chromatic sphere, chromatoid granules (*g. c.*) as well as the adipous granules (*g. g.*) (stained in black by osmic acid) contained in the protoplasma as reserve elements, may be seen in this figure.

It is at this stage that the microgamete falls in the duct. The protoplasma soon contracts so as only to hold on to the cyst wall through an equatorial line, and at one of the poles where there is a small aperture in the cyst known as *micropyle*.

The nucleus affects the form of a pear, and its pointed extremity thus comes into contact with the micropyle.

Then begins the sexual act (fig. 8 [1]); the microgametes crowd towards the micropyle, one of them penetrates immediately the female nucleus ; the chromatine crumbles up rapidly and the stage illustrated by fig. 8 is thus reached ; in the female nucleus can be distinctly seen the male (♂) and female (♀) chromatic heaps.

1. Fig. 5 and 8 illustrate the development of a coccidium, the coccidium of the triton (coccidium proprium Schneider), which is a close neighbour to that of the rabbit ; the microgametes of this coccidium are finer than those of C. cuniculi and the details of the sexual act, not yet studied on rabbits's coccidium, have been studied on these by Siedlecki and drawn with extreme precision.

état que les kystes fécondés ou « ookystes » (*coccidium oviforme*) sont expulsés au dehors avec les excréments du lapin.

Pour *mûrir* et être ainsi capables d'une nouvelle infection, ils ont besoin de séjourner dans le milieu extérieur; la maladie n'est pas directement contagieuse.

Avec des conditions favorables d'aération, d'humidité et de température, dans le sol, ils mûrissent en 5 à 10 jours; le protoplasma se divise en 4 sphères nues (stades de sporoblastes, *spb.*, fig. 9). Puis chaque sphère se transforme en un Sporocyste par allongement, formation d'une membrane épaisse, division du protoplasma en deux sporozoïtes. On arrive finalement au stade figuré en 10.

Toute cette partie du cycle évolutif qui comprend l'acte sexué et la maturation constitue la phase sexuée ou *sporogonique*.

Planche II

COCCIDIE DU LAPIN — ADÉNOME DU FOIE

Dans les organes de l'animal parasité, toute cellule épithéliale infectée réagit contre l'infection. Lorsque la maladie est très grave, lorsque les générations à mérozoïtes sont nombreuses et se succèdent rapidement, beaucoup de cellules desquament et meurent; il en résulte des troubles diarrhéiques et souvent la mort, surtout chez les jeunes lapins.

Des épidémies coccidiennes ont été signalées aussi chez les lièvres et un certain nombre d'oiseaux.

Mais, dans d'autres cas, il y a réaction du tissu para-

---

pyle, einer von ihnen dringt ein und befindet sich sofort im Innern des weiblichen Kernes. Rasch zersticht sein Chromatin. Dieses Stadium stellt Fig. 8 dar. Im weiblichen Kern unterscheidet man deutlich die männlichen (♂) und weiblichen (♀) Chromatinhaufen. Es kommt zur Verschmelzung, und das Protoplasma zieht sich zusammen, sodass es eine Kugelform darstellt, die nur an einem Umfang mit der Cystenwand in Berührung steht. In diesem Zustande werden die befruchteten Cysten oder «Oocysten» (*Coccidium oviforme*) mit den Excrementen des Kaninchens nach aussen befördert.

Jene bedürfen, um zu reifen und somit fähig zu werden, eine neue Infection hervorzurufen, eines Aufenthaltes ausserhalb ihres Wirtes. Die Krankheit ist somit nicht direct übertragbar.

Bei günstigen Bedingungen von Luft, Feuchtigkeit und Temperatur reifen sie im Boden in 5 bis 10 Tagen; das Protoplasma theilt sich in 4 nackte Sphären (Stadium der Sporoblasten, *spb*, Fig. 9). Hierauf wandelt sich jede Sphäre durch Verlängerung in eine Sporocyste um, es kommt weiters zur Bildung einer dicken Membran und zur Theilung des Protoplasma in zwei Sporozoiten. Schliesslich gelangt man zu jenem Stadium, das Fig. 10 darstellt.

Dieser ganze Theil des Entwicklungsganges, der den Geschlechtsact und die Reifung darstellt, bildet die geschlechtliche oder *sporogonische* Phase.

Tafel II

KANINCHEN-COCCIDIE — LEBER-ADENOM

Jede inficirte Epithelzelle im Organe des Wirthsthieres reagirt gegen die Infection. Handelt es sich um eine schwere Erkrankung und sind die Generationen von Merozoiten zahlreich und folgen sie rasch einander, so lösen sich viele Zellen ab und sterben, was Diarrhöen und oft den Tod, insbesondere bei jungen Kaninchen, hervorruft.

Coccidienepidemien wurden auch bei Hasen und gewissen Vogelgattungen beobachtet.

In anderen Fällen ruft die Reaction des inficirten

The fusion continues and the proplasma retracts as to form a sphere only holding on to the cyst w by an equatorial line. Only then, the fecunda cysts or « oocysts » (*coccidium oviforme*) are expe. with the rabbits feces. To *ripen* and thus be able create a new infection, they must sejourn for so time in the exterior medium, the disease not bo directly contagious.

In favourable conditions of airing, dampness, a heat, they ripen in the soil in from five to ten d and the protoplasma divides into 4 naked sphe (sporoblasts, stage, *spb*, fig. 9). Later on each sph changes into a sporocyst by lengthening, by encl ing with a thickened membrane and by fission of protoplasma in two sporozoites. Finally appears stage illustrated by fig. 10.

All this part of the cycle of evolution which inclu the sexual act and maturation constitutes the sex or *sporogonic* phasis.

Plate II

COCCIDIUM OF RABBITS — LIVER ADENOMA

In the organs of a contaminated animal, ev infected epithelial cell reacts against this infecti When the disease is very severe, when the meroz generations are numerous and succeed each oth rapidly, many cells fall off and die; diarrhea a often death, specially in young rabbits, is the con quence.

Epidemics of coccidium have been noticed in ha and in certain species of birds.

But, in other cases, there may be a reaction of

sité qui se traduit par une abondante prolifération cellulaire.

Dans la coccidiose des canaux biliaires du lapin, cette prolifération des cellules épithéliales, accompagnée d'une hyperplasie du tissu conjonctif qui l'entoure, conduit à la formation d'un véritable adénome papillaire.

La planche montre à un fort grossissement, une portion d'un pareil adénome, chez un jeune lapin.

Les fragments ont été fixés dans un mélange de :

Acide osmique	2	grammes.
Chlorure de platine	2	—
Acide chromique	5	—
Acide acétique	20	—
Eau	350	—

Inclusion à la paraffine.

Coloration des coupes par une solution saturée de rouge magenta dans l'eau (une heure).

Différenciation par le picro-indigo-carmin, cinq à dix minutes :

Acide picrique saturé	1	partie.
Indigo-carmin saturé	2	parties.

Passage très rapide dans l'eau, alcool, essence de girofle. Si la différenciation n'est pas suffisante, on redescend, alcool, eau; picro-indigo-carmin (cinq minutes); puis, eau rapidement, alcool, essence de girofle.

Lorsque la préparation est bien réussie, les noyaux et la chromatine sont en rouge brillant; les protoplasmas en bleu, de teintes variées; les globules sanguins et les cellules hépatiques, en tons jaunes ou verdâtres; les différenciations sont excellentes, et la méthode est très recommandable pour les études cytologiques fines. Le principe en est dû à MM. Podwyzowski et Sawtchenko.

La planche représente des culs-de-sac épithéliaux séparés par des trabécules papillaires entourés d'une bande conjonctive, en plein tissu hépatique. La plupart des cellules renferment des coccidies à divers stades de développement; les stades jeunes dominent, 1; les stades 2 et 5 conduisent à la formation des mérozoïtes fig. 4; le noyau avec cette mé-

Gewebes eine reichliche Proliferirung der Zellen hervor.

Bei der Gallengang-Coccidiose des Kaninchens kommt es infolge der Wucherung der Epithelzellen, die von einer Hyperplasie des sie umgebenden Bindegewebes gefolgt ist, zur Bildung eines wahren papillären Adenoms.

Die Tafel zeigt in starker Vergrösserung einen Theil eines solchen Adenoms bei einem jungen Kaninchen.

Die Organstückchen wurden in folgender Mischung gehärtet :

Osmiumsäure	2	Gramm.
Platin-Chlorür	2	—
Chromsäure	5	—
Essigsäure	20	—
Wasser	350	—

Einbettung in Paraffin.

Hierauf wurden die Schnitte in gesättigter, wässeriger Magenta-Rothlösung eine Stunde hindurch gefärbt.

Gesättigte Pikrinsäure	1	Theil.
Gesättigte Indigo-Karmin	2	Theile.

Differencirung durch Pikro-Indigo-Karmin während 5-10 Minuten.

Hierauf wird rasch in Wasser gewaschen und mit Alkohol und Nelkenöl behandelt. Ist die Differencirung nicht genügend, so wäscht man nochmals in Alkohol und Wasser, färbt wieder in der Farblösung und hierauf nochmals Wasser, Alkohol, Nelkenöl.

Wenn das Präparat gut gelungen ist, sieht man die Kerne und das Chromatin in leuchtendem Roth, das Protoplasma blau in verschiedenen Tönen, die rothen Blutkörperchen und die Leberzellen gelb oder grünlich. Die Differencirung ist wirklich schön und die Methode für feine Zellenstudien sehr anzuempfehlen. Sie wurde von Podwyzowski und Sawtschenko angegeben.

Die Tafel stellt epitheliale Blindsäcke dar, die durch papilläre Trabekeln von einander getheilt sind, welche letztere mitten im Lebergewebe von einer Schichte von Bindgeweben umgeben sind. Die meisten Zellen enthalten Coccidien in verschiedenen Stadien ihrer Ent-

parasited tissues and consequently an abundant cellular prolification.

When the bile ducts are infected with coccidia this prolification of the epithelial cells accompanied by hyperplasia of the surrounding conjonctive tissue leads to the formation of a real papillary adenoma. This plate illustrates under a high amplification part of such an adenoma in a young rabbit.

Fragments have been fixed in a solution of :

Osmic acid	2	grams.
Chlorure of platinium	2	—
Chromic acid	5	—
Acetic acid	20	—
Water	350	—

Imbedded with paraffine.

They have then been stained with a watery saturated solution of magenta red (one hour).

Differentiated with picro-indigo-carmen from five to ten minutes :

Saturated picric acid	1	part.
Saturated indigo-carmin	2	parts.

Rinsed quickly in water, alcohol and clove oil.

If differentiation proves insufficient, begin again first with alcohol, water, picro-indigo-carmin (five minutes), and then with water (rapidly), alcohol and clove oil.

When a preparation is a success, the nuclei and the chromatine are of a brillant red, the protoplasmas are of various hues of blue, the blood corpuscles and the hepatic cells yellowish or greenish; the differences are splendid. This method is very commendable for delicate cytologic studies; its principles are due to Podwyzowski and Sawtchenko.

This plate illustrates epithelial diverticula separated by papillary trabecula surrounded by a conjonctive zone in the midst of the hepatic tissue. Nearly all the cells contain coccidia at different stages of growth; the youngest stages prevail, 1; stages 2 and 5 lead to the forming of merozoites, fig. 4; the nucleus by this method of staining appears like a vacuole with central chromatic grains in the granulous protoplasma.

thode de coloration paraît comme une vacuole avec un grain chromatique central dans le protoplasma granuleux.

La figure 5 montre un macrogamète en voie de croissance, avec le noyau central et les granules chromatoïdes; la cellule est encore arrondie et n'a pas de membrane kystique.

La figure 6 donne une idée très exacte du stade à microgamètes, complètement différenciés. Dans une cellule épithéliale, on voit une masse granuleuse brunâtre, vacuolaire, avec des corpuscules chromatiques en spirilles, à la surface.

Enfin, dans la lumière des culs-de-sac, on voit des corps, tels que 7, qui sont des macrogamètes adultes enkystés, déformés par la fixation.

La production de l'adénome à coccidie chez le lapin n'est pas un fait isolé, et M. Nocard a signalé un adénome de l'intestin, chez le mouton, dû à une coccidie.

Ces faits, intéressants en eux-mêmes, le sont également parce qu'ils ont servi de base à la théorie coccidienne du cancer, théorie qui a donné lieu à un très grand nombre de travaux sur les tumeurs et sur les sporozoaires.

wicklung. Die jungen Stadien herrschen vor, 1. Die Stadien 2 und 3 führen zur Bildung von Merozoiten über, Fig. 4. Bei dieser Färbungsmethode erscheint der Kern wie eine Vacuole mit einem centralen Chromatinkörnchen in dem körnigen Protoplasma. Die Fig. 5 zeigt uns einen Macrogameten im Wachsthum begriffen mit einem centralen Kern und den Chromatoidkörnchen. Die Zelle ist noch rund und hat keine Cystenmembran.

Fig. 6 gibt uns ein sehr genaues Bild des Stadiums der vollkommen von einander getrennten Microgameten. Man sieht in einer Epithelzelle eine bräunliche, körnige Masse, die vacuolenhältig ist und auf ihrer Oberfläche gewundene chromatische Körperchen zeigt.

In dem Blindsackkanäle sieht man Körperchen, wie sie N° 7 zeigt, die nichts anderes als erwachsene encystirte und durch die Färbung unnatürlich erscheinende Macrogameten sind.

Die Bildung eines Coccidien-Adenoms des Kaninchens steht nicht einzeln da, und Nocard hat ein Darm-Adenom beim Schafe beobachtet, das auch in einer Coccidie seinen Ursprung hat.

Diese an für sich interessanten Thatsachen gewinnen noch dadurch an Bedeutung, dass sie als Grundlage für die Annahme der Coccidiennatur des Krebses gedient haben, eine Theorie, die eine grosse Zahl von Untersuchungen über die Geschwülste und die Sporozoen hervorrief.

Fig. 5 shows a macrogamete developing, with its central nucleus and chromatoid granulations; the cell has still got a rounded form and no cystic membrane.

Fig. 6 gives a very exact idea of microgamete when not yet completely differentiated. In the epithelial cell is a brownish, vacuolar, granulous mass with incurved chromatic corpuscles on its surface.

Finally in the opening of the diverticuli you see bodies such as 7, which are adult and encysted macrogametes deformed by the fixation process.

Adenoma in the rabbit due to coccidia is not a special formation and Nocard has described in sheep an intestinal adenoma of such a cause.

These facts, interesting by themselves, are again equally so as having served as a basis for the coccidium theory of cancer, and this theory itself has caused great many works to be written on tumors and on sporozoites.

PALUDISME

PALUDISME

Le paludisme est une des maladies les plus répandues dans les pays chauds ; mais elle sévit aussi dans des contrées tempérées. — Le parasite du paludisme a été découvert en 1880, par Laveran ; c'est un hématozoaire endoglobulaire, voisin des coccidies. — Ce sont les hématies qui sont parasitées, alors que pour les coccidies en général, et la coccidie du lapin en particulier, ce sont les cellules épithéliales de l'intestin. — Chez l'homme, comme chez le lapin, on trouve les formes diverses du cycle asexué, cycle à mérozoïtes, et les gamètes. — L'évolution des gamètes fécondés de l'hématozoaire du paludisme a lieu dans le corps d'un autre animal, le moustique (Ross). L'évolution exogène de la coccidie du lapin a lieu dans le milieu extérieur ; un second hôte n'est pas nécessaire.

La recherche, dans le sang de l'homme, de l'hématozoaire du paludisme, a une importance considérable au point de vue du diagnostic. Mais il faut bien savoir que, chez un individu atteint de paludisme, l'hématozoaire n'est pas toujours présent dans le sang. C'est en le cherchant au début des accès de fièvre, qu'on a le plus de chances de le rencontrer.

Planche I

HÉMATOZOAIRES DANS LE SANG FRAIS

La planche I donne une idée des principaux états suivant lesquels l'hématozoaire de Laveran se présente dans le sang, fraîchement retiré des vaisseaux par piqûre du doigt, examiné entre lame et lamelle, sans coloration.

La figure 1 représente une des plus petites formes de l'hématozoaire ; elle ne renferme pas encore de

(XXII)

MALARIA

Die Malaria oder das Sumpffieber ist eine der verbreitetsten Krankheiten in den heissen Ländern, doch herrscht sie auch in Gegenden mit gemässigtem Klima. Der Krankheitserreger der Malaria wurde von Laveran im Jahre 1880 entdeckt. Er ist ein im Innern der rothen Blutkörperchen lebendes Hämatozoon, das den Coccidien nahe steht. Bei der Malaria enthalten die Blutkörperchen die Parasiten, während bei den Coccidien im Allgemeinen und bei jenen das Kaninchen im besonderen die Epithelialzellen des Darmes den Wirt darstellen. Sowohl beim Menschen wie beim Kaninchen findet man die verschiedenen Formen des ungeschlechtlichen Kreislaufes mit Merozoiten und die Gameten.

Die Entwicklung der befruchteten Gameten des Malariaparasiten findet in dem Körper eines anderen Thieres statt, in dem Mosquito (Ross.). Die exogene Entwicklung des Kanincheneucoceridiums geht im Freien vor sich, ein zweiter Wirtskörper ist nicht nothwendig.

Der Nachweis des Malariaparasiten im Blute des Menschen hat eine bedeutende Wichtigkeit in Bezug auf die Diagnose. Doch muss man dessen eingedenk sein, dass bei einem malariakranken Individuum das Hämatozoon (Hämamöba) nicht immer im Blute vorhanden ist. Am meisten hat man Aussicht, dasselbe beim Beginn des Fieberfalles zu finden.

Tafel I

HAEMAMOEBA IM FRISCHEN BLUT

Die Tafel I gibt uns ein Bild der wichtigsten Formen, unter welchen sich das Hämatozoon von Laveran im frisch aus den Gefässen durch einen Stich in die Fingerbeere entnommenen Blute zeigt, das zwischen Deckglas und Objectträger ohne Färbung untersucht worden ist. Fig. 1 stellt eine der kleinen Formen des Hämatozoon dar ; dieses besitzt noch kein Pigment

MALARIA

Malaria is one of the most frequent tropical diseases, but nevertheless it exists in temperate climates.

The malaria parasite was discovered in 1880 by Laveran ; it is an endoglobular hematozoa close neighbour to the coccidia. The red-corpuscles are here invaded, while when coccidia in general are concerned and particularly the rabbit coccidia, it is the epithelial cells of the intestine which are invaded. In man as in rabbits the many forms of the asexual cycle, merozoite cycle and gametes may be seen. It is in the body of another animal, the mosquito, that the fecundated gametes of the malaria hematozoa go through their evolution (Ross). The exogenous evolution of the rabbit coccidia occurs in the exterior media, an intermediate host being unnecessary.

Microscopical examination of the blood for demonstrating the malarial hematozoa is of the utmost importance for diagnosis. But, it must be remembered, that the hematozoa is not always present in the blood of a patient afflicted with malaria. It is by investigation at the beginning of an attack of fever that there is the best chance of finding the parasite.

Plate I

HEMATOZOA IN FRESH BLOOD

Plate I gives an idea of the principal stages in which Laveran's hematozoa may be found in blood selected freshly by pricking the finger and examining without staining between a cover-glass and a slide.

Fig. 1 shows one of the smallest forms of hematozoa, it does not yet contain any pigment, and appears as a bright macula on the surface of red coloured

pigment; elle apparaît comme une tache claire à la surface d'une hématie teintée de rouge. Il faut une certaine habitude pour reconnaître ces formes.

On reconnaît mieux les formes plus grosses, représentées dans les figures suivantes : la présence de grains de pigment à leur intérieur aide beaucoup à les apercevoir. Ce pigment, noir avec des reflets brunâtres, appelé pigment mélanique, est tout à fait caractéristique de l'hématozaire du paludisme.

Les figures 2, 3, 4 représentent des hématozoaires jeunes avec quelques grains de pigments ; les figures 3 et 4 montrent qu'une hématie peut renfermer plusieurs parasites. Ces formes de petite taille sont les plus fréquentes dans le sang périphérique.

Les figures 5 et 6 représentent des hématozoaires plus gros, avec des prolongements pseudopodiques qui attestent leur mobilité amiboïde ; la forme en couronne (fig. 6) est assez fréquente. La teinte des hématies parasitées est devenue plus pâle.

En 7, 8, 9, on a des hématozoaires de plus en plus gros : l'hématie est souvent hypertrophiée : il reste de moins en moins d'hémoglobine ; en 8, on ne distingue plus qu'un liseré pâle : en 9, on n'aperçoit plus rien. — Dans ces figures 8 et 9, existe un espace sans pigment : il correspond au noyau.

La figure 10 représente un stade en rosace ; c'est le stade de multiplication asexuée, celui qui correspond au stade à mérozoïtes des coccidies. Tout le pigment est accumulé au centre où il forme une tache noire assez compacte. La surface du parasite est découpée en un certain nombre de segments qui correspondent à autant de futurs germes d'auto-infection. — Dans certains types réguliers de fièvres, tierces et quartes, ce processus de multiplication se présente avec régularité : tous les deux jours pour les tierces, tous les trois jours pour les quartes.

La figure 11 représente un corps en croissant : on le trouve surtout dans les fièvres du type estivo-automnal et dans les cachexies palustres. Les parois paraissent à double contour : le pigment est souvent accumulé au centre et a une disposition en couronne. Dans la concavité du parasite, on remarque un reste de l'hématie dans laquelle il s'est développé.

Entre lame et lamelle, dans le sang frais, ces

und erscheint wie ein lichter Fleck auf der Oberfläche eines roth gefärbten Blutkörperchens. Um diese Formen zu erkennen, bedarf es einer gewissen Uebung.

Man erkennt besser die grösseren Formen, die in den folgenden Figuren dargestellt sind. Die Anwesenheit von Pigmentkörnern in ihrem Innern hilft viel mit, um sie zu erkennen. Dieses schwarze Pigment, das braune Reflexe zeigt, und das man Melanin nennt, ist höchst characteristisch für das Hämatozoon des Sumpffiebers.

Die Fig. 2, 3 und 4 stellen junge Hämatozoen mit einigen Pigmentkörnern dar. Die Fig. 3 und 4 zeigen, dass ein Blutkörperchen mehrere Parasiten gleichzeitig einschliessen kann. Diese kleinen Formen sind die häufigsten im peripherischen Blute.

Die Fig. 5 und 6 stellen grössere Hämatozoen mit pseudopodischen Verlängerungen dar, welche ihre amöbenhafte Beweglichkeit beweisen (die kranzartige Form auf Fig. 6 ist recht häufig). Die Farbe der rothen Blutkörperchen scheint blasser geworden zu sein.

Auf Fig. 7, 8 und 9 sieht man Hämatozoen, die immer grösser werden. Das rothe Blutkörperchen ist häufig hypertrophisch ; es bleibt immer weniger Hämoglobin, und man unterscheidet auf 8 blos noch einen blassen Randstreifen, während man auf Fig. 9 nichts mehr davon sieht. Auf diesen Fig. 8 und 9 existiert ein Raum ohne Pigment ; er entspricht dem Kern.

Die Fig. 10 stellt das Rosettenstadium dar. Es ist dies das Stadium der ungeschlechtlichen Vermehrung, welches dem Merozoitenstadium der Coccidie entspricht. Das ganze Pigment ist im Centrum zusammengehäuft, wo es einen ziemlich dicken schwarzen Fleck bildet. Die Oberfläche des Parasiten ist in eine ziemlich beträchtliche Anzahl von Theilen zerschnitten, welche ebenso vielen zukünftigen Keimen der Auto-Infection entsprechen. Bei gewissen regelmässigen Fiebertypen der Tertiana und Quartana kommt es regelmässig zu dieser Art von Vermehrung und zwar jeden zweiten Tag für den Tertianatypus und jeden dritten Tag für den Quartanatypus.

Fig. 11 stellt einen halbmondförmigen Körper dar;

hematia. It is necessary to be familiar with the studies to recognise such forms; the larger for illustrated in the following figures are easier to rec gnise, the pigment they contain is of great help this.

This pigment, which is black with brownish shade is named melanic pigment and is absolutely chara teristic of the malarial hematozoa.

Fig. 2, 3, 4 illustrate young hematozoa with a fe grains of pigment; fig. 3 and 4 show that a r corpuscle may contain many parasites. These su sized forms are the most frequent in the peripher blood.

Fig. 5 and 6 illustrate larger hematozoa shooti out pseudopodia exhibiting their amoeboid motili The crown form (fig. 6) is rather frequent, all t invaded red corpuscles are of a paler colour.

Fig. 7, 8, 9 show still larger and larger hematozo the corpuscle is often hypertrophied; less and le hemoglobine is left and in fig. 8 there is only a ve pale ridge while in fig. 9 there is none left at all; this last fig. is a space without pigment correspondi to the nucleus. Fig. 10 illustrates a rosette stage; is the asexual multiplication stage corresponding the microzoite stage of the coccidin.

All the pigment is accumulated in the centre fo ming a rather compact black macula. The surface the parasite is cut out in a certain number of se ments corresponding to as many future autoinfecti germs. In certain regular types of fever, tertians an quartans, this processus of multiplication appen every two days for the tertian type, every three da for the quartan.

Fig. 11 shows a crescent body; these are special found in the estivo-autumnal types and in malaria cachexia. The walls seem to have a double outline the pigment is often accumulated in the centre au disposed so as to affect a crown shape. In the co cavity of the parasite, can be seen what is left of corpuscle in which it has developed.

Between a slide and a cover-glass in fresh bloo these crescent bodies undergo a certain evolution they first become oval (fig. 12), then spherical (fig. 13 some of these spheres project what has long bee

croissants subissent une évolution; ils deviennent d'abord ovoïdes (fig. 12), puis sphériques (fig. 13); certaines de ces sphères donnent alors naissance à ce que l'on a appelé longtemps des « flagelles » et que l'on sait être maintenant des microgamètes ou gamètes mâles. Le processus de l'exflagellation est curieux à observer : on voit le pigment animé d'un mouvement très vif; on dirait des particules solides en suspension dans de l'eau qui bout; puis les flagelles font hernie à la surface, s'allongent et apparaissent comme des organes locomoteurs, attachés à la surface de la sphère pigmentée; ils sont au nombre de trois, quatre, jusqu'à sept ou huit. Au bout d'un certain temps, ils se détachent de la masse pigmentée qui présente alors un aspect ridé (fig. 14), et se meuvent comme de petites anguilles dans le sang. On sait, surtout par les observations de Mac Callum, faites sur un hématozoaire des oiseaux, très voisin de l'hématozoaire humain, qu'ils vont féconder des sphères femelles, assez identiques aux sphères qui ont donné naissance à ces flagelles. — Nous retrouverons ces sphères fécondées sur la planche III, c'est le début de l'évolution chez le moustique.

Planche II

HÉMATOZOAIRES DANS LE SANG COLORÉ

La planche II donne une idée des diverses formes du parasite du paludisme, telles qu'elles apparaissent dans le sang après coloration. — Cette coloration est assez spéciale; les noyaux d'un certain nombre d'hématozoaires (hématoz. endoglobulaires de l'homme

---

man trifft ihn bei den Sommer-Herbstfiebern und in den Sumpffiebern-Cachexieen vor. Seine Wandungen scheinen doppelt zu sein. Das Pigment ist oft in der Mitte zusammengehäuft und hat eine kranzartige Anordnung. An der concaven Seite des Parasiten bemerkt man einen Rest des rothen Blutkörperchens, in welchem sich jener entwickelt hat.

Im frischen Blute, zwischen dem Deckglase und dem Objectträger betrachtet, kommt es bei diesen Halbmonden zur Weiterentwickelung. Sie werden zuerst ovoid (Fig. 12), hierauf rundlich (Fig. 13); aus manchen dieser rundlichen Körper entstehen dann diejenigen Formen, die man lange Zeit Geissel (Flagellen) genannt hat, und von denen man jetzt weiss, dass sie Mikrogameten oder männliche Gameten sind. Die Bildung der Flagellen ist sehr interessant. Man sieht das Pigment in sehr lebhafter Bewegung begriffen gerade so wie feste, in kochendem Wasser schwimmende Theilchen. Dann bilden die Flagellen an der Oberfläche einen Vorsprung, und erscheinen wie Bewegungsorgane, welche an der Oberfläche der pigmentirten Kugel befestigt sind; ihre Zahl ist 3, 4 bis 7 oder 8. Nach einer gewissen Zeit trennen sie sich vom pigmentirten Mutterkörper, der hierauf wie gerunzelt erscheint (Fig. 14). Sie bewegen sich dann im Blute wie kleine Aale. Man weiss, besonders seit den Untersuchungen von Mac Callum, die er an den Haematozoen der Vögel angestellt hat, welche den menschlichen Hämatozoen sehr verwandt sind, dass jene die Befruchtung der weiblichen Kugeln vornehmen, die ziemlich jenen Kugeln ähneln, aus denen die Flagellen entstanden sind. Wir finden befruchtete Kugeln auf Tafel III. Dies ist der Beginn der Entwicklung im Mosquito.

Tafel II

HAEMATOZOEN IM GEFÄRBTEN BLUTE

Tafel II gibt uns ein Bild der verschiedenen Malaria-parasiten-Formen, wie sie nach der Färbung im Blute erscheinen. Diese Färbung ist eine besondere: die Kerne einer ziemlichen Anzahl von Hämatozoen (die endoglobulären Hämatozoen des Menschen und der

---

described as "flagella", but what is now known to be microgametes or male gametes. This processus of exflagellation is curious to observe. The pigment particles are seen to dance energetically about like solid particles in boiling water; then the flagella project from the periphery, lengthen and appear as motor organs attached to the surface of the pigmented sphere. They number from 5 or 4 to 7 or 8. After a certain lapse of time the flagella break from the pigment mass which then assumes a wrinkled aspect (fig. 14) and move about in the blood like worms. It is well known, specially through Mac Callum's observations on an hematozoa of birds close neighbour to man's hematozoa, that these flagella go and fecundate female spheres, nearly similar to those from which the flagella were derived. We will see these fecundated spheres in plate III; they mark the beginning of the evolution of the parasite in the mosquito.

Plate II

HEMATOZOA IN STAINED BLOOD

This plate gives an idea of the various forms of the malarial parasite such as they appear in blood after staining.

This staining is special; the nuclei of certain hematozoa (endoglobular hematozoa of man and birds,

et des oiseaux, trypanosomes, etc.) se colorent mal par les couleurs basiques ordinaires. Leur chromatine, en revanche, a une affinité très marquée pour un certain composé d'éosine et de bleu de méthylène. Ce composé se prépare extemporanément par la méthode de Romanowsky et par celle de Laveran.

Dans cette dernière, le sang, bien étalé sur lame, est fixé, 10 à 15 minutes, à l'alcool absolu. On sèche, et la préparation ainsi fixée peut se conserver plusieurs mois. La coloration se fait avec le mélange suivant :

Sol. concentrée, bleu de méthylène médicinal de Höchst à l'oxyde d'argent ou bleu Borrel	1 partie.
Eau distillée.	6 parties.
Sol. aqueuse d'éosine de Höchst à 1 0/0. .	4 parties.

On agite et on fait agir cette solution, dès qu'elle est faite, pendant 20 minutes sur la lame à colorer. — On lave à grande eau; puis on traite 10 minutes par la solution de tannin à 5 pour 100; on lave de nouveau à grande eau, puis à l'eau distillée. On laisse sécher et on examine directement sans lame interposée. L'hémoglobine prend une teinte d'un rose un peu vineux, sur laquelle se détachent bien les parasites dont le protoplasme est bleu et le nucléole violet.

La figure 1 montre un petit parasite non pigmenté; le noyau n'est pas vacuolaire; il est formé uniquement du grain chromatique. Les figures 2 à 5 représentent des parasites de dimensions diverses; tous ont un protoplasme coloré en bleu, où tranchent bien les grains de pigment, un noyau vacuolaire avec un gros grain chromatique, de position un peu excentrique. Certains de ses parasites (3, 4) ont été surpris à une phase de mouvement pseudopodique. L'hémoglobine de l'hématie se teinte de moins en moins, à mesure que le parasite grossit.

Les figures 6 à 10 conduisent à un stade en rosace; on voit, en 6, que la vacuole nucléaire a disparu et que le grain chromatique est en train de se diviser en deux; dans la figure 7, on a 2 nucléoles; dans la figure 8, 4; dans la figure 9, 8. — En même temps, on constate (fig. 8 et 9) que le pigment a une tendance à s'agglomérer.

Vögel, die Trypanosomen, u. s. w.) färben sich schlecht durch die gewöhnlichen basischen Anilinfarben. Ihr Chromatin dagegen bietet eine grosse Anziehungskraft für ein besonderes Gemisch von Eosin und Methylenblau. Dieses Gemisch wird jederzeit frisch nach der Methode von Romanowsky und jener von Laveran bereitet.

Nach letzterer wird das sorgsam auf dem Objectträger ausgebreitete Blut 10 bis 15 Minuten lang in absolutem Alkohol fixirt. Man trocknet, und das so fixirte Präparat kann mehrere Monate aufbewahrt werden. Zur Färbung bedient man sich folgender Mischung :

Concentrirte Lösung von medicinischem Methylenblau aus Höchst mit Silberoxyd oder Borrel'sches Blau	1 Theil.
Destillirtes Wasser	6 Theile.
Wässerige Lösung von Eosin aus Höchst 1 0/0	4 Theile.

Man schüttelt und lässt diese frisch bereitete Lösung 20 Minuten auf dem Objectträger einwirken. Man mischt gründlich mit Wasser, behandelt hierauf durch 10 Minuten mit einer 5-prozentigen Tanninlösung, wäscht wiederum sorgsam, hierauf noch mit destillirtem Wasser, lässt trocknen und untersucht ohne aufgelegtes Deckglas. Das Hämoglobin nimmt eine Rosafärbung an, von der sich die Parasiten gut abheben, deren Protoplasma blau und deren Kern violett gefärbt sind.

Fig. 1 zeigt einen nicht pigmentirten kleinen Parasiten. Der Kern enthält keine Vacuolen; er ist ausschliesslich aus Chromatinkörnern gebildet. Fig. 2-5 zeigen Parasiten verschiedener Grösse. Alle haben ein blau gefärbtes Protoplasma, von dem sich gut die Pigmentkörner abheben, dann einen vacuolenhaltigen Kern mit einem dicken Chromatinkörnchen, das etwas excentrisch gelegen ist. Einige dieser Parasiten (3 u. 4) sind in jener Phase abgebildet, in der sie Pseudopodien ausstrecken. Das Hämoglobin des Blutkörperchens färbt sich immer weniger in dem Masse, als der Parasit grösser wird.

Die Fig. 6 bis 10 bilden den Uebergang zum Rosettenstadium. Man sieht auf Fig. 10, dass die Vacuole des Kernes verschwunden ist und dass das Chromatin-

trypanosoma, etc....) are badly stained by ordinary basic dyes. But, on the contrary their chromatine has a well marked affinity for a certain mixture of eosin and methylene blue. This mixture is immediately prepared by the methods of Romanowsky and o Laveran.

In this last method the blood well spread on a slide is fixed for 10 or 15 minutes with absolute alcohol Once dried such a preparation may be kept for months Staining is obtained with the following solution.

Concentrated solution of oxyde of silver medicinal methylene blue of Höchst or Borrel's blue.	1 part.
Aqua distill.	6 parts.
Aqueous solution of Höchst's eosine at 1 %.	4 —

Shake the bottle and use this solution 20 minute after having prepared it; next rinse the slide with water, cover for ten minutes with a 5 % solution o tannin; wash again with ordinary water and the with distillated water. Leave to dry and examin without using a cover-glass.

Hemoglobine takes a rather pink hue on which th parasites, whose protoplasma is stained blue and thei nucleus violet, show very distinctly.

Fig. 1 is a small non-pigmented parasite; the nu cleus is not vacuolated, it is simply formed of chromati grains. Fig. 2 to 5 are parasites of various sizes all have a blue stained protoplasma in the middle o which the pigment grains are very evident and vacuolar nucleus with a big chromatic grain, excen trically situated. Some of these parasites (3, 4) hav been fixed during a phasis of pseudopodic movemen

The more the parasit grows the less the hemoglo bine is stained.

Fig. 6 and 10 lead to a rosette stage; in 6 th nucleated vacuol has disappeared and the chromati grains are dividing into two: in fig. 7 there are tw nucleoli; in fig. 8, 4; in fig. 9, 8. At the same tim it is evident that the pigment has a tendency t agglomerate.

In fig. 10, the whole of the pigment is agglomer ted; the division of the nucleus is ended, and th fission of the protoplasma is beginning.

Dans la figure 10, tout le pigment est aggloméré au centre du parasite; la division nucléaire est achevée : la division protoplasmique commence.

Lorsque les éléments de la rosace sont individualisés, l'hématie-hôte se disloque et on voit ces éléments, en forme d'ovoïdes, entourer le pigment qui constitue un reliquat de segmentation (fig 11). Bientôt la rosace se disloque (fig. 12).

La fig. 13 représente un croissant; on distingue la couronne de pigment et, au centre, le nucléole; cette dernière formation est souvent très difficile à voir à cause du pigment avoisinant.

La figure 14 représente un corps en croissant transformé en ovoïde. Pour avoir ces stades, ainsi que ceux figurés en 15, il convient de laisser le sang en couche mince, à la chambre humide, et de ne le fixer que quand le même sang, retiré au même moment des vaisseaux, et observé au microscope, montre les figures que l'on désire colorer.

La figure 15 représente trois microgamètes (anciens « flagelles ») abandonnant la masse pigmentée qui leur a donné naissance. On remarquera que cette masse de reliquat a gardé tout le pigment, mais qu'elle ne renferme plus de chromatine. — Cette chromatine est tout entière passée dans les flagelles.

Planche III

ÉVOLUTION

DE HÆMAMŒBA RELICTA

La planche III donne une idée de l'évolution, à l'intérieur du moustique, d'un hématozoaire *très voisin* de celui de l'homme, et qui est parasite des hématies

---

körnchen im Begriffe ist, sich zu spalten. Auf Fig. 7 hat man 2 Kernkörperchen, auf der Fig. 8 ihrer 4, auf Fig. 9 gar 8. Gleichzeitig sieht man auf Fig. 8 und 9, dass das Pigment zur Haufenbildung hinneigt.

Auf Fig. 10 ist das ganze Pigment im Centrum des Parasiten aufgehäuft, die Kerntheilung ist beendigt, die Theilung des Protoplasma beginnt.

Sobald die Elemente der Rosette zu Einzel-Individuen geformt sind, zerfällt der Wirtskörper (rothes Blutkörperchen), und man sieht seine ovoïden Theile mit dem Pigment davontreiben, welches einen Ueberrest der Theilung darstellt (Fig. 11). Bald darauf zerfällt die Rosette (Fig. 12).

Fig. 13 stellt einen Halbmond dar. Man sieht deutlich den Pigmentkranz und in der Mitte das Kernkörperchen. Dieses letztere ist oft wegen der Nachbarschaft des Pigmentes nur schwer zu sehen.

Fig. 14 zeigt einen Halbmond, der jedoch Ovoidform angenommen hat. Um dieses Stadium wie auch jenes, das man auf Fig. 15 sieht, zu erhalten, ist es gut, das Blut in dünner Schichte in der feuchten Kammer zu lassen und es erst zu fixiren, wenn man in demselben Blute, das zur gleicher Zeit dem Kreislaufe entzogen wurde, unter dem Mikroskope jene Figur beobachten kann, die man zu färben wünscht.

Fig. 15 stellt 5 Mikrogameten dar (die früher sogenannten Geisseln, Flagellen), welche die pigmentirte Masse, aus der sie entstammen, verlassen. Man kann sehen, dass diese zurückgebliebene Masse das ganze Pigment bewahrt hat, dass sie jedoch kein Chromatin mehr einschliesst. Dieses letztere ist vollkommen in die Flagellen übergegangen.

Tafel III

ENTWICKLUNG

DER HAEMAMOEBA RELICTA

Tafel III gibt uns ein Bild der Entwicklung im Innern des Mosquito und zwar eines Hämatozoon, der dem des Menschen nahe steht, sich jedoch in den Blutkörper-

---

When the elements forming the rosette are individualised, the including blood corpuscle breaks down and the oval elements surround the pigment which constitutes a reliqua of segmentation (fig. 11); soon afterwards the elements of the rosette itself fall apart (fig. 12).

Fig. 13, is a crescent body; the crown of pigment and the nucleolus in the centre are evident : this last formation is often very difficult to distinguish because of the neighbouring pigment.

Fig. 14, is a crescent changed into an oval body. To obtain these stages and those illustrated in fig. 15 the blood must be spread in a thin layer and left in a damp chamber; it must only be fixed when similar blood secured at the same time and examined under the microscope shows figures such as those you intend to stain.

In fig. 15, 5 microgametes (previously flagella) abandon the pigmented mass from which they were derived. It may be observed that this mass of reliqua contains all the pigment but no more chromatine, this later having entirely passed into the flagella.

Plate III

EVOLUTION

OF HAEMAMOEBA RELICTA

Plate III illustrates the evolution in a mosquito of an hematozoa very similar to that of man and which is a parasite of bird corpuscles. It is with the *Haema-*

des oiseaux. C'est avec cette *Hæmamœba relicta* du moineau des Indes que Ross a réalisé ses mémorables expériences qui ont été confirmées, à Berlin, par R. Koch. Les figures de la planche III sont empruntées aux travaux de Ross et de Koch. Depuis, de nombreux savants, et en particulier les Italiens Grassi, Bignami, Bastianelli, ont démontré que l'évolution de l'*Hæmamœba malariæ* chez les *Anopheles* était identique à celle de l'*Hæmamœba relicta* chez les *Culex*.

Les figures 1, 2 et 5 montrent les transformations que subit, dans l'estomac du moustique (le même phénomène peut être réalisé entre lame et lamelle), un zygote, gamète femelle fécondé par un flagelle; il y a transformation de la sphère granuleuse en un verminule mobile (pseudo-verminule de Danilewsky).

Ces verminules se rendent dans la paroi de l'estomac du moustique et y repassent à l'état de sphère. Ces sphères se logent dans la couche musculaire qui revêt l'estomac (fig. 4): on y distingue encore un peu de pigment. Là elles grossissent (fig. 5-6); de 6 à 8 μ de diamètre au début; elles atteignent finalement 60 μ.

La figure 7 représente la région moyenne du tube digestif: à droite, on distingue la fin de l'œsophage; à gauche, le début des tubes de Malpighi. La partie renflée est l'estomac: on a figuré à sa surface, à côté de quelques tubes trachéens, de nombreuses boules à contenu granuleux: ce sont les zygotes arrivés à leur terme ultime de croissance.

A ce stade final, les zygotes renferment un grand nombre d'éléments filiformes disposés soit perpendiculairement à la surface d'un reliquat irrégulier, soit en sphères assez régulières, comme il est représenté dans la figure 8.

La figure 9 représente un bouquet de ces éléments (filaments-germes ou blastes de Ross, sporozoïtes de Schaudinn), en train de se séparer; chacun d'eux présente un noyau central.

La figure 10 représente des formations singulières que l'on trouve parfois dans les zygotes: leur teinte brun foncé, leur résistance aux conditions extérieures, leur ont fait donner par Ross le nom de *black spores*. Il ne s'agit vraisemblablement pas d'un stade normal

chen der Vögel als Parasit findet. Mit dieser *Haemamoeba relicta* des indischen Sperlings hat Ross seine denkwürdigen Versuche angestellt, die später von Robert Koch in Berlin bestätigt wurden. Die Figuren der Tafel III sind auch den Arbeiten von Ross und Koch entnommen. Seither haben zahlreiche Gelehrte und ganz besonders die Italiener Grassi, Bignami, Bastianelli gezeigt, dass die Entwicklung der *Haemamoeba malariae* bei den *Anopheles* mit der Entwicklung der *Haemamoeba relicta* bei den *Culex* identisch ist.

Die Fig. 1, 2 u. 5 zeigen die Wandlungen, die ein von einer Geissel befruchteter weiblicher Gamete im Mosquitomagen durchmacht (dasselbe Phänomen kann auch zwischen Deckglas und Objectträger erzeugt werden); es ist die Umwandlung der Körnersphäre in ein bewegliches Würmchen (Pseudovermiculus von Danilowsky).

Diese Würmchen wandern in die Magenwand des Mosquito und durchdringen dieselbe in Kugelform. Diese Kugelformen verbleiben in der Muskelschichte, die den Magen umkleidet (Fig. 4); man unterscheidet noch ein wenig Pigment. An diesem Orte wachsen diese Kugeln (fig. 5 u. 6). Sie erreichen schliesslich einen Durchmesser von 60 μ, nachdem sie anfangs blos einen solchen von 6 bis 8 μ hatten.

Fig. 7 stellt den mittleren Theil des Darmtractes dar. Rechts unterscheidet man das Ende der Speiseröhre, links den Beginn der Malpighi'schen Kanäle. Der angeschwollene Theil ist der Magen. Das Bild stellt an seiner Oberfläche neben einigen Athmungskanälen zahlreiche Kugeln mit körnigem Inhalte dar. Dies sind die Zygoten am äussersten Ende ihres Wachsthums.

In diesem Endstadium schliessen die Zygoten eine grosse Zahl von fadenförmigen Elementen ein, welche senkrecht zur Oberfläche, unregelmässig gelagert sind oder aber in ziemlich regelmässigen Kugeln, wie es Fig. 8 zeigt.

Fig. 9 stellt einen Haufen von solchen Elementen dar (Keim-Fädchen oder Blasten von Ross, Sperozoïten von Schaudinn), die in Begriffe sind, sich zu trennen: jeder von ihnen zeigt einen in der Mitte gelegenen Kern. Fig. 10 stellt eigenthümliche Bildungen dar, die man manchmal in den Zygoten fin-

moeba relicta of the indian sparrow that Ross reali[s]ed the remarkable experiments ratified by R. Ko[ch] of Berlin. Since then many authors and particular[ly] the italians Grassi, Bignami, Bastianelli have prov[ed] that the evolution of *Haemamoeba malariæ* in *Anophe*[les] is similar to that of *H. relicta* in *Culex*.

Fig. 1, 2 and 5 show the changes which occur i[n] female gamete fecundated by a flagellum (the sa[me] phenomenon may be realised between a slide and cover-glass); the granulous sphere is changed in[to] a motile vermicule (Danilewsky's pseudo-vern[i]cule).

These vermicules penetrate the wall of the mo[s]quito's stomach, and lodge themselves among t[he] muscular fibres of this organ (fig. 4); then they gr[ow] and (fig. 5 and 6), after having first measured 6 finally reach 60 μ.

Fig. 7 shows the middle portion of the intestin[e] on the right, the end of the œsophagus can be see[n] and on the left the beginning of the tubes of Malpig[hi].

The dilated portion is the stomach; on its su[r]face have been represented close to a few trache[al] tubes numerous round masses containing granulo[us] matter; these are the zygotes at their last stage [of] growth.

The zygotes then contain numerous filiform el[e]ments either perpendicular to the surface of an irr[e]gular reliqua or otherwise disposed in rather regul[ar] spheres as shown in fig. 8.

In fig. 9 is a cluster of these elements (germs-fil[a]ments or blasts of Ross, sporozoïtes of Schaudinn) i[n] the act of separating from each other; each has [a] central nucleus.

In fig. 10 are singular formations found sometime[s] in the zygotes; their dark brown hue, their resistan[ce] to external influence have caused Ross to give the[m] the name of *black spores*. It is most likely that thes[e] do not represent a normal stage of evolution [of] Haemamoeba but a degenerative form.

The sporozoites become free in the body cavi[ty] of the mosquito and pass in the salivary gland[s]. Fig. 11 illustrates part of a salivary gland with n[u]merous sporozoites in the cells and in the cavity[.] These sporozoites are inoculated by the mosquit[o]

de l'évolution de l'*Hæmamœba*, mais d'une forme de dégénérescence.

Les sporozoïtes deviennent libres dans la cavité du corps du moustique, passent dans les glandes salivaires : la figure 11 représente une portion de glande salivaire avec nombreux sporozoïtes dans les cellules et dans la cavité. Ces sporozoïtes sont inoculés par le moustique au moment où il pique le vertébré ; ils sont le point de départ de l'infection chez le vertébré.

Planche IV

ANOPHELES ET CULEX

La planche IV montre un certain nombre de détails de la morphologie des culicides que les personnes qui se préoccupent de la prophylaxie du paludisme ont intérêt à connaître.

Les culicides peuvent être répartis en deux groupes principaux : le groupe des *Anopheles* et celui des *Culex*. Cette division, établie depuis longtemps par les entomologistes et basée, comme nous allons le voir, sur des caractères extrêmement nets, a un intérêt considérable au point de vue *paludisme*, car il paraît bien prouvé que, seuls, les *Anopheles* peuvent cultiver dans leur corps l'*Hæmamœba malariæ* et par conséquent servir à la propagation du paludisme.

Toute la moitié gauche de la planche (fig. 1, 2, 5, 6, 9, 11), est consacrée aux *Anopheles*; toute la moitié droite (fig. 3, 4, 7, 8, 10, 12) est consacrée aux *Culex*.

Les figures 1 et 2 représentent des *Anopheles* entiers (mâle en haut, femelle en bas); les figures 3 et 4 *idem* pour les *Culex*. Ces figures, et encore mieux les figures 5, 6, 7, 8 donnent les caractères de la tête : la tête des mâles porte des appendices de même longueur aussi bien chez les *Culex* (fig. 5 et 8) que chez les *Anopheles*; ces appendices sont, en allant de l'extérieur vers la ligne médiane : les deux antennes très

---

del : ihre tiefbraune Färbung, ihre Widerstandfähigkeit gegen äussere Einflüsse haben Ross veranlasst, ihnen den Namen *black spores* (dunkle Sporen) zu geben. Es handelt sich dabei wahrscheinlich nicht um ein normales Stadium der Entwicklung der *Haemamoeba*, sondern eher um eine Art Degenerationsform.

Die Sporozoiten werden in der Körperhöhle des Mosquito frei und gelangen in die Speicheldrüsen : Fig. 11 stellt einen Theil einer Speicheldrüse dar, mit zahlreichen Sporozoiten in den Zellen und in der Bauchhöhle. Diese Sporozoiten werden vom Mosquito im Augenblick, wo er das Wirbelthier sticht, hinausgeschleudert; sie sind hierauf der Ausgangspunkt der Infection beim Wirbelthiere.

Tafel IV

ANOPHELES UND CULEX

Tafel IV zeigt eine gewisse Anzahl von Einzelheiten aus der Morphologie der Culexarten, welche alle die sich mit der Prophylaxe der Malaria beschäftigen, kennen müssen.

Die *Culicideen* können in zwei Hauptgruppen getheilt werden : die Gruppe der *Anopheles* und die der *Culex*. Diese Scheidung, die seit langer Zeit von Entomologen aufgestellt wird, ist, wie wir sogleich sehen werden, durch ausserordentlich klare Eigenschaften begründet und haben ein ganz bedeutendes Interesse wegen der *Malaria*, da es erwiesen scheint, dass blos die *Anophelesarten* imstande sind, in ihrem Körper die *Haemamoeba* der Malaria zu beherbergen und somit auch Werkzeuge der Uebertragung der Malaria zu sein.

Die ganze linke Hälfte der Tafel (Fig. 1, 2, 5, 6, 9, 11) beschäftigt sich mit den Anopheles, die ganze rechte Seite (Fig. 3, 4, 7, 8, 10, 12) mit den Culex.

Die Fig. 1 und 2 stellen ganze *Anopheles* dar, (Männchen oben, Weibchen unten); die Fig. 3 und 4, dasselbe für die *Culex*. Diese Figuren, besser noch die Fig. 5, 6, 7, 8 geben die Merkmale des Kopfes wieder. Der Kopf des Männchen trägt ebenso lange Anhänge bei den *Culex* (Fig. 5 und 8) sowohl wie bei den *Anopheles* (Fig. 1 und 6). Diese Anhänge sind fol-

---

when it bites a vertebrata, and they are thus the cause of infection.

Plate IV

ANOPHELES AND CULEX

Plate IV shows some morphological details of culicides important for those who are interested in malaria prophylaxis. Culicides can be divided in two principal groups : the Anopheles and the Culex.

This ancient division adopted by entomologists and based on extremely distinct characters, is of great interest in malaria, as it seems actually well proved that only *anopheles* can cultivate *Haemamoeba malariae* in their bodies and consequently transfer malaria.

The left side of the plate concerns Anopheles (fig. 1, 2, 5, 6, 9, 11) and the right side Culex. (fig. 3, 4, 7, 8, 10, 12).

Fig. 1 and 2 show *Anopheles* (the upper one male, the other one female) ; fig. 3 and 4 show *Culex*. These figures, and better still fig. 5, 6, 7, 8 demonstrate that the heads of the male are provided with appendicula of the same length in *Culex* and in *Anopheles*; these appendicula, considered from the exterior to the middle line, are the two very feathered antennae, the two palpi and the proboscis. In the female anopheles (fig. 2 and 5) the palpi are still as long as the proboscis but, in female Culex (fig. 4 and 7), the palpi are very short. This character of the female palpi are useful for distinguishing *Culex* and *Anopheles*.

plumeuses, les deux palpes et la trompe. Chez les femelles d'*Anopheles* (fig. 2 et 5), les palpes ont encore même longueur que la trompe; mais chez les femelles de *Culex* (fig. 4 et 7), les palpes sont très courts. Ce caractère des palpes des femelles sert donc à distinguer les *Culex* des *Anopheles*.

On a souvent insisté sur le caractère de l'aile.

L'aile de certains *Anopheles* présente des taches (fig. 9), qui manquent à l'aile de certains *Culex* (fig. 10). Ce caractère différentiel a une certaine généralité; mais il y a des *Anopheles* sans taches aux ailes et des *Culex* avec taches aux ailes.

Un caractère tout à fait général, qui permet de distinguer les *Culex* des *Anopheles*, est tiré de la disposition des larves aquatiques quand elles sont à la surface de l'eau. Tous les moustiques pondent leurs œufs à la surface des eaux tranquilles; ils donnent naissance à des larves à vie aquatique, bien que la respiration ne puisse se faire que dans l'air. Les larves doivent donc venir respirer à la surface de l'eau. Tout leur appareil respiratoire converge à un tube qui s'ouvre à l'extérieur, à l'extrémité postérieure du corps. Chez les larves d'*Anopheles*, ce tube est très court et, pour respirer, la larve doit venir affleurer à la surface de l'eau (fig. 11), où elle prend une position horizontale. Chez les *Culex*, le tube a une certaine longueur, et la larve, quand elle respire, reste à quelque profondeur dans l'eau : elle a une position inclinée de 45° sur l'horizontale (fig. 12). Ces deux figures mettent bien en évidence ce caractère différentiel entre *Culex* et *Anopheles* larvaires.

gende, wenn man von aussen gegen die Mittellinie vorgeht : die 2 sehr federreichen Fühlhörner, die 2 Greifarme und der Rüssel. Bei den Weibchen der *Anopheles* (Fig. 2 und 5) haben die Greifarme noch dieselbe Länge wie der Rüssel; jedoch bei den Weibchen der *Culex* (Fig. 4 und 7) sind diese Greifarme sehr kurz. Diese Eigenschaften der Greifarme bei den Weibchen ist ein Mittel, um die *Culex* von den *Anopheles* zu unterscheiden.

Einige Zeit hindurch hat man besonderes Gewicht auf die Form der Flügel gelegt. Die Flügel gewisser *Anopheles*arten zeigen Flecken (Fig. 9), die an den Flügeln gewisser *Culex*arten fehlen (Fig. 10). Diese Unterscheidungsmerkmale haben eine ziemlich allgemeine Geltung; doch gibt es Anophelesarten ohne Flecken auf den Flügeln und umgekehrt Culexarten mit solchen.

Ein ganz allgemeines Merkmal, welches die *Culex* von den *Anopheles* unterscheidet, beruht in der Lagerung der Wasserlarven, wenn diese sich auf der Oberfläche des Wassers befinden. Alle Mosquitos legen ihre Eier auf die Oberfläche stehender Gewässer; aus diesen Eiern kriechen Larven hervor, die im Wasser leben, obwohl die Athmung nur in der Luft möglich ist. Deshalb müssen die Larven auch jedesmal an die Oberfläche des Wassers kommen, um Athem zu holen. Das ganze Athmungsorgan mündet in einen Kanal, der sich nach aussen, am äussersten Ende des Körpers öffnet. Bei den Larven der Anophelesarten ist dieser Kanal sehr kurz, und die Larve ist, um zu athmen, gezwungen, an die Oberfläche des Wassers zu kommen, wo sie hierauf eine wagrechte Lage einnimmt (Fig. 11). Bei den Culexarten ist die Röhre bedeutend länger, und wenn die Larve athmen will, bleibt sie in einer gewissen Tiefe unter der Oberfläche und nimmt eine im Winkel von 45° geneigte Stellung ein (Fig. 12). Diese beiden Figuren zeigen deutlich den Unterschied zwischen den Culex- und Anopheles-Larven.

Very often the wings have been considered as showing distinctive characters. Some Anopheles have spots on their wings which are missing on the wings of some Culex. This distinctive character has a certain importance, but there are Anopheles without spots and Culex with spots on their wings.

A very important character which permits to recognize the Culex and the Anopheles is the modu vivendi of the larvae when on the surface of the water.

All mosquitoes lay their eggs on the surface of dormant water; from these proceed the larvae which lead an aquatic life although they can only breathe in the air. They must therefore come and breathe on the surface. The breathing apparatus terminates at the caudal extremity by a tube. In Anopheles larvae this tube is very short, and to breathe they come to the surface of the water lying themselves parallel to the surface (fig. 11). In Culex this tube is long, and to breathe the larva remains at a certain depth, the body hanging down forming an angle of 45° with the surface (Fig. 12). — These two figures show well this distinctive feature of Culex and Anopheles larvae.

TRYPANOSOMES

TRYPANOSOMES

Les trypanosomes sont des protozoaires flagellés, dont le corps fusiforme porte latéralement une membrane ondulante qui s'insère au voisinage de l'extrémité postérieure du corps. Le bord de la membrane, nettement individualisé, se prolonge en avant, en un long flagellum. On rencontre de ces organismes dans le sang de vertébrés, appartenant à toutes les classes de l'embranchement. Leur présence dans le sang peut ne pas entraîner de troubles morbides appréciables.

Le premier trypanosome pathogène connu a été celui du *Surra*, maladie très répandue dans l'Inde, l'Asie Méridionale et les Iles de la Sonde et qui sévit particulièrement sur les équidés et les chameaux. Il a été découvert par Evans en 1880.

Depuis quelques années, le nombre des épizooties à trypanosomes s'est beaucoup accru; on en connaît dans les cinq parties du monde :

Nagana ou *maladie de la mouche Tse-tse* : Afrique.

Dourine ou *mal du coït* : Europe et nord de l'Afrique, Amérique.

Mal de caderas : régions centrales de l'Amérique du Sud.

On vient enfin de signaler un cas de *trypanosomose* chez l'homme, en Gambie (Dr Dutton).

Deux des trois tableaux sont consacrés à un trypanosome que l'on rencontre dans le sang de diverses espèces de rats sauvages. Les parasites existent dans le sang en quantité considérable (circonstance tout à fait favorable pour l'étude), mais ils ne sont pas, à proprement parler, pathogènes. L'étude en est très facile dans les laboratoires où l'on n'a pas à sa disposition de trypanosomes pathogènes, parce qu'il existe chez les rats de tous les pays (quelquefois 2 rats sur 5 sont parasités) : l'infection des rats de laboratoire est obtenue par injection intra-péritonéale de sang de rat contaminé. La morphologie de ce trypanosome ne diffère que très peu de celle de ses congénères patho-

(XXIII)

TRYPANOSOM

Es sind dies geisseltragende Protozoen, deren spindelförmiger Körper seitlich eine wellige Membran trägt, die sich in der Nähe des Hintertheiles des Körpers ansetzt. Der Rand der scharf individualisirten Membran setzt sich nach vorne in eine lange Geissel fort. Man trifft diesen Organismus im Blute aller Klassen der Wirbelthiere an, doch muss ihre Gegenwart im Blute nicht nothwendigerweise deutlich sichtbare Krankheitssymptome hervorrufen.

Das erstgekannte, krankheitserregende Trypanosom war das der *Surra*, einer in Indien, Süd-Asien, und den Sundainseln sehr verbreiteten Krankheit, die ganz besonders die Einhufer und Kameele befällt. Es wurde von Evans im Jahre 1880 entdeckt.

Seit einigen Jahren hat die Zahl der Thierkrankheiten, die durch Trypanosomen hervorgerufen werden, bedeutend zugenommen. Man kennt jetzt solche in allen Welttheilen :

Nagana oder die *Krankheit der Tse-tsefliege* in Afrika.

Die *Dourine* oder *Geschlechtskrankheit* in Europa, Nord-Afrika und Amerika.

Die *Caderaskrankheit* im centralen Theile von Süd-Amerika.

Und schliesslich wurde kürzlich ein Fall von Trypanosomkrankheit beim Menschen in Gambien (von Dutton) gefunden.

Zwei der drei Tafeln stellen das Trypanosom dar, das man im Blute der verschiedenen freilebenden Ratten findet. Die Parasiten befinden sich in ungeheurer Anzahl im Blute, was das Studium derselben ausserordentlich begünstigt. Doch sind sie nicht im eigentlichen Sinne des Wortes pathogen. Das Studium der Trypanosomen ist in den Laboratorien sehr leicht, wenn man auch nicht pathogene Trypanosomen zur Verfügung hat, denn sie finden sich bei den Ratten aller Länder, sodass oft 2/5 der Ratten diese Parasiten enthalten. Die Infektion der Laboratoriumsratten geschieht durch intraperitoneale Impfung von natürlich inficirtem Rattenblut. Die Morphologie eines solchen

TRYPANOSOMA

Trypanosoma are flagellated protozoaires whose fusiform bodies are provided on one side with an undulating membrane inserted close to the posterior extremity. The edge of this clearly individualised membrane finishes forward in a long flagellum. These parasites can be found in the blood of vertebrates belonging to any of the classes of this embranchement. Their presence in blood may cause no morbid symptom.

The first known pathogenic trypanosoma is that of *Surra*, a common disease in India, South of Asia and Sund-Isles; it attacks specially equines and camels. It was discovered in 1880 by Evans.

Since a few years the number of epizooties due to trypanosoma has singulary augmented and they can now be found in the five parts of the world :

Nagana or *disease of the Tsetse-fly*, Africa.

Dourine or *mal du coït*, Europe, North Africa, America.

Mal de caderas, central regions of South America. Lately a case of trypanosoma in a man has been discribed in Gambia by Dr Dutton.

Two of the three plates are devoted to a Trypanosoma found in the blood of many species of savage rats. These parasites live in enormous quantities in the blood (circumstance eminently favourable for study), but they are not really pathogenic. Existing in rats of all countries (2 out of 5), their study is very easy in laboratories which do not possess pathogenic trypanosoma, as the infection of laboratory rats is obtained by inoculation in the peritoneum with blood of an infected rat; its morphology differs but little from that of the pathogenic trypanosoma and its description can serve as an introduction to the study of more interesting species.

gènes et sa description peut servir d'introduction à la connaissance des espèces plus intéressantes.

Planche I

TRYPANOSOME DU RAT :
STADES DE DIVISION

La planche montre les différentes formes de multiplication du parasite. Pour obtenir ces figures, il faut examiner le sang d'un rat, à une période précoce de l'infection (du 3e au 8e jour après l'inoculation, dans le cas d'une injection intra-péritonéale d'une quantité notable de sang contaminé).

Le sang étalé sur lame, séché, fixé par l'alcool absolu, est coloré par la méthode de Laveran, déjà décrite à propos du paludisme. Le trypanosome du rat est difficile à colorer : cela est surtout vrai pour les flagelles des formes en voie de multiplication ; les préparations doivent séjourner au moins 20 minutes dans le bain colorant.

La figure 1 montre un trypanosome adulte, sans aucune tendance à la reproduction (à partir du 10e jour de l'infection, on ne trouve plus dans le sang que de semblables formes), on distingue le noyau ovale avec de nombreux grains de chromatine, la membrane ondulante est bordée par un liséré rouge qui se continue nettement par le flagelle antérieur. Ce liséré aboutit, à la partie postérieure du corps, à un corpuscule violet foncé, que, par comparaison avec les spermatozoïdes des animaux supérieurs, Laveran et Mesnil regardent comme un centrosome.

Les figures 2, 3, 4 montrent des trypanosomes de plus en plus gros et surtout de plus en plus trapus, ils se préparent à la division ; le centrosome s'allonge transversalement.

La figure 5 montre une division du centrosome et de la base du flagelle. La division du flagelle ne va pas plus loin.

La figure 6 montre un état plus avancé de la division ; il y a deux noyaux, deux centrosomes, deux

Tafel I

TRYPANOSOM DER RATTEN :
STADIUM DER THEILUNG

Die Tafel zeigt die verschiedenen Formen der Vermehrung des Parasiten. Um diese Bilder zu erhalten, muss man das Blut einer Ratte im frühen Stadium der Infection im Falle der intraperitonealen Einspritzung einer bedeutenden Menge von inficirtem Blut (das ist vom 3. bis 8. Tage nach der Impfung) untersuchen.

Das Blut wird auf dem Objectträger ausgebreitet, getrocknet, in absolutem Alkohol fixirt und nach der Methode von Laveran, die bereits gelegentlich der Malaria beschrieben wurde, gefärbt. Das Ratten-Trypanosom ist schwer zu färben, besonders gilt dies für die Geisseln der in Vermehrung begriffenen Formen. Die Präparate müssen in den Farblösungen mindestens durch 20 Minuten verweilen.

Fig. 1 zeigt ein erwachsenes Trypanosom ohne Tendenz der Vermehrung. (Vom 10. Tage der infection trifft man im Blute nur solche Formen). Man unterscheidet den ovalen Kern mit zahlreichen Chromatinkörnern. Die wellige Membran ist mit einem rothen Randstreifen versehen, der sich deutlich an der vorderen Geissel fortsetzt. Dieser Rand geht im Hintertheile des Körpers in ein tiefviolettes Körperchen über, welches von Laveran und Mesnil durch Vergleichen mit den Spermatozoen der höheren Thiere als ein Centrosom betrachtet wird.

Fig. 2, 3 und 4 zeigen immer grösser werdende Trypanosomen, die insbesondere immer dicker werden. Sie bereiten sich auf die Theilung vor : das Centrosom verlängert sich der Quere nach. Die Fig. 5 zeigt eine Theilung des Centrosom und der Basis der Geissel. Die Theilung der Geissel bleibt hier stehen.

Fig. 6 zeigt ein weiter vorgeschrittenes Stadium

Plate I

RAT TRYPANOSOMA
STAGES OF FISSION

This plate illustrates the different ways in wich the parasite multiplies. To obtain these figures rat's blood must be examined shortly after infection (3 or 8 days after inoculation), when an important quantity of infected blood has been injected in the peritoneum. Once spread on a slide the blood is dried, fixed with absolute alcohol and stained by the method of Laveran already described for malaria. Rat trypanosoma is difficult to stain, especially the flagella of those actually multiplying : the preparations must stay at least 20 minutes in the staining solution.

Fig. 1 represents an adult trypanosoma showing no tendency to multiplication (after the 10th day, only such parasites are found in the blood). The oval nucleus with numerous grains of chromatine is evident, the edge of the undulating membrane is stained in red and is continued by the anterior flagellum. This red edge ends at the posterior part of the body in a dark violet corpuscle that Laveran and Mesnil, by comparing with the spermatozoids of superior animals, consider as a centrosoma.

Fig. 2, 3, 4 show the trypanosoma larger and larger and especially more massive ; they are preparing for fission and the centrosoma is lengthening transversally.

Fig. 5 shows fission of the centrosoma and of the basis of the flagellum ; this latter fission extends no further.

Fig. 6 shows a more advanced stage of fission : there are two nuclei, two centrosoma, two flagella and the protoplasma is already cut through.

The newly formed flagellum is already of a certain

flagelles, le protoplasma est déjà fortement incisé. Le flagelle de nouvelle formation a déjà acquis une certaine longueur, son développement a été centrifuge à partir du centrosome.

La division des trypanosomes du rat est donc, dans ce cas, *longitudinale et inégale*.

Avant la séparation des deux éléments de la figure 6, une nouvelle division peut intervenir, et ainsi de suite, de sorte que des rosaces d'un certain nombre d'éléments (8, 12, 16) se constituent; un de ces éléments est toujours reconnaissable, celui qui porte le flagelle et la membrane ondulante de l'individu originel.

La figure 7 montre un cas avec quatre noyaux, quatre centrosomes et quatre flagelles, dont un toujours plus développé que les autres. Dans ce cas, rencontré assez fréquemment, la division du protoplasma n'a pas suivi celle des parties chromatiques.

La figure 8 montre une rosace de dix éléments, tous de nouvelle formation, encore en contact par leurs extrémités postérieures.

La figure 9 représente un jeune élément en train de se diviser en deux : *la division est longitudinale et égale.*

Enfin, la figure 10 représente un élément jeune, isolé.

Dans tous ces modes de division, il n'y a jamais, à aucun moment, disparition de flagelle. La mobilité est toujours conservée.

Pour un examen du sang, une coloration rapide à la fuchsine, ou au phénate de thionine, met bien en évidence les trypanosomes, mais les détails cytologiques apparaissent mal.

Planche II

AGGLUTINATION DES TRYPANOSOMES

Une planche est consacrée à l'agglutination des trypanosomes du rat.

On étudie ce phénomène en ajoutant, à une goutte

---

der Theilung; man sieht 2 Kerne, 2 Centrosomen, 2 Geisseln und das Protoplasma ist tief eingeschnitten.

Die neugebildete Geissel hat bereits eine gewisse Länge erreicht; seine Bildung war vom Centrosom aus gegen die Peripherie zustrebend.

Die Theilung des Ratten-Trypanosom geschieht somit der *Länge nach und ist ungleich.*

Vor der Trennung der beiden Elemente auf Tafel 4 kann noch eine neue Theilung eintreten, die wieder von weiteren gefolgt ist, sodass sich schliesslich Strahlenkränze bilden, die aus einer grösseren Anzahl von Elementen (8, 12 oder 16) bestehen. Eines dieser Elemente ist immer besonders kenntlich, weil es die Geisseln und die wellige Membran des ursprünglichen Individuums trägt.

Fig. 7 zeigt einen Fall mit 4 Kernen, 4 Centrosomen und 4 Geisseln, von welchen letzteren einer mehr entwickelt ist als die anderen. In diesem häufig vorkommenden Falle hat die Theilung des Protoplasma mit jener der Chromatintheile nicht Schritt gehalten.

Fig. 8 zeigt einen Strahlenkranz von 10 Elementen, die neu gebildet sind und noch durch ihre hinteren Theile mit einander in Verbindung stehen.

Fig. 9 stellt ein junges, in Doppeltheilung begriffenes Element dar : *die Theilung geschieht der Länge nach und ist gleichmässig*

Fig. 10 gibt schliesslich ein einzelnes junges Element dar.

Bei allen diesen Theilungsarten beobachtet man niemals und zu keiner Epoche ein Verschwinden der Geissel. Ihre Beweglichkeit ist stets erhalten.

Wenn es sich um eine rasche Untersuchung des Blutes handelt, macht eine schnelle Färbung mit Fuchsin oder Karbol-Thionin deutlich die Trypanosomen sichtbar, doch erscheinen dann die cytologischen Einzelheiten schlecht.

Tafel II

AGGLUTINIRUNG DER TRYPANOSOMEN

Eine Tafel ist der Agglutinirung der Ratten-Trypanosomen gewidmet.

Man studirt dieses Phänomen, indem man zu einem

---

length; it has developed from the centre to the periphery, starting from the centrosoma.

The fission of the rat trypanosoma is therefore *longitudinal* and *unequal.*

Before the two individuals of fig. 6 separate, a new fission can intervene, and afterwards another and another, so that rosettes are formed with a certain quantity of individuals (8, 12, 16); nevertheless one of these is recognisable, it is the one provided with the flagellum and the undulating membrane belonging to the original individual.

Fig. 7 shows an example having 4 nuclei, 4 centrosoma and 4 flagella, one always more developed than the others. In this rather frequent example the fission of the protoplasma has not followed the fission of the chromatic regions.

Fig. 8 shows a rosette with 10 individuals, all of new formation and in contact by their posterior extremities.

Fig. 9 shows a young individual dividing into two : fission is here *longitudinal* and *equal.*

Lastly fig. 10 shows a single young individual.

However the fission may occur, the flagellum never disappears, the parasite always remains motile.

For examining blood, a sufficient result is obtained by rapid staining with fuchsine or carbolic thionine, but this method is of no good for cytologic details.

Plate II

TRYPANOSOMA AGGLUTINATION

A whole plate is reserved to agglutination of the rat trypanosoma.

This phenomenon is studied by adding to a drop of

de sang défibriné, contenant de nombreux trypanosomes, une goutte de sang de rat immunisé, ayant reçu plusieurs inoculations de sang à trypanosomes; certains sérums normaux (cheval, poule) produisent le même phénomène.

Très rapidement après le mélange, les trypanosomes se mettent en amas, mais ils conservent leur mobilité.

Ces amas ont une forme radiée bien caractéristique; ce sont des rosaces d'un nombre variable d'éléments, tous unis par les extrémités postérieures, avec leurs flagelles libres et mobiles à la périphérie.

Secondairement, un certain nombre de ces rosaces peuvent s'accoler de façon à constituer, au milieu des hématies qu'elles écartent, des amas visibles à l'œil nu.

Ces rosaces sont assez consistantes et, fixées, peuvent être bien conservées dans les frottis et colorées.

La planche montre une pareille rosace, fixée et colorée par la méthode de Laveran; les centrosomes de tous les individus dessinent un petit cercle et, par leur teinte vive, montrent à un examen rapide, la véritable orientation : la figure obtenue est très élégante.

A l'état frais, chacun des individus agglutinés, reste mobile, en butte à deux tendances contraires, l'une centripète (due au phénomène de l'agglutination), l'autre centrifuge (par sa mobilité propre).

La figure d'équilibre ainsi obtenue est plus évidente que dans les agglutinations bactériennes.

A gauche dans la figure, un individu adulte isolé.

defibrinirten Blutstropfen, der zahlreiche Trypanosomen enthält, einen Tropfen vom Serum einer Ratte zusetzt, die immunisirt worden war oder wenigstens mehrere Impfungen mit Trypanosomenblut überstanden hat. Manche Normalsera (vom Pferde und vom Huhn) leisten denselben Dienst.

Sehr kurze Zeit nach der Vermengung der beiden Tropfen bilden die Trypanosomen eng zusammengesetzte Haufen, doch bewahren sie ihre Beweglichkeit.

Diese Haufen haben eine höchst charakteristische Strahlenform; es sind Strahlenkränze (Rosetten) mit einer verschiedenen Anzahl von Elementen, die alle mit ihren hinteren Theilen an einander, mit ihren freien und beweglichen Geisseln an der Peripherie haften.

Eine gewisse Anzahl dieser Strahlenkränze kann später zusammenkleben, sodass sie inmitten der auseinander gedrängten Blutkörperchen Haufen bilden, die mit freiem Auge sichtbar sind.

Diese Strahlenkränze sind genügend widerstandsfähig und gefärbt, um selbst in Stichpräparaten noch sehr gut erhalten zu werden.

Die Tafel zeigt einen solchen Strahlenkranz, der fixirt und nach der Laveran'schen Methode gefärbt ist. Die Centrosomen aller Individuen bilden einen kleinen Kreis und gestatten infolge ihrer hervorstechenden Färbung bei flüchtiger Untersuchung die wirkliche Orientirung.

Im frischen Zustande bewahren die aneinander haftenden Individuen ihre Beweglichkeit, an welcher man zwei entgegengesetzte Strömungen unterscheidet : die eine centripetal (hervorgerufen durch das Agglotinationsphänomen); die andere centrifugal (hervorgerufen durch die eigene, Beweglichkeit).

Die auf diese Weise erhaltene Figur ist viel deutlicher als bei den Bacterien-Agglutinirungen.

Links sieht man auf der Figur ein erwachsenes, einzelnes Individuum.

defibrinated blood, containing numerous trypanosom a drop of serum of an immunised rat, or at the leas of a rat having been inoculated a few times with bloo containing trypanosoma ; some normal serums (hors hen) can produce the same phenomenon.

Very quickly after the mixture, the trypanosom form into heaps but conserve their motility.

These heaps have a very characteristic radiate appearance; they are rosettes formed of a variabl number of individuals all united by their posterio extremity, the flagella directed towards the periphe being free and motile. Later on a certain number rosettes can unite so as to form heaps visible wit the naked eye amidst the hematine scattered by them

These rosettes are sufficiently consistant and onc fixed can be well conserved in the preparation.

The plate shows such a rosette fixed and stained the method of Laveran : centrosoma of all the indiv duals form a small circle and by their brilliant hu demonstrate the real direction taken. The figu thus obtained is very elegant.

When fresh, each agglutinated individual is moti but exposed to two different tendencies, one centripet (owing to the agglutinating phenomenon), the othe centrifugal (owing to its own motility). The visib equilibrium thus obtained is much more evident the when bacterian agglutination is concerned.

On the left of the plate is a single adult individua

Planche III

TRYPANOSOME DE LA TSE-TSE
STADES DE DIVISION

La maladie de la mouche Tse-tse ou Nagana sévit

Tafel III

TRYPANOSOM DER TSE-TSEFLIEGE
STADIEN DER THEILUNG

Die Krankheit der Tse-tsefliege oder Nagana ist

Plate III

TSÉ-TSÉ TRYPANOSOMA
STAGES OF FISSION

The disease of the Tse-Tse fly or Nagana specia

surtout dans l'Afrique australe et constitue une sorte d'anémie pernicieuse des équidés, bovidés, chameaux, etc.

L'agent pathogène a été découvert par Bruce en 1894. Il se trouve dans le sang, en plus ou moins grand nombre, suivant l'espèce animale et suivant la période de la maladie.

La contagion se fait par l'intermédiaire de la mouche tse-tse (*Glossina morsitans*).

Les petits mammifères de laboratoire (rats, souris, etc.) sont extrêmement sensibles et la maladie, chez eux, évolue très rapidement. Ils ont dans le sang, au moment de la mort, un nombre de parasites souvent plus considérable que celui des hématies.

Ils fournissent donc un excellent matériel d'étude.

Le sang est fixé et coloré comme dans le cas du trypanosome du rat. Le trypanosome du nagana est beaucoup plus facile à colorer, il suffit de laisser la couleur cinq minutes en contact. La planche montre le résultat obtenu avec le sang de rat.

Elle montre les globules rouges (*a*), les hématoblastes ou plaquettes du sang (*b*), un leucocyte polynucléaire (*c*), un mononucléaire (*d*), avec l'aspect et les couleurs données par le procédé de Laveran. Le nombre et les dimensions relatives de tous ces éléments ont été calculés, de façon à donner une idée tout à fait exacte des proportions de chacun des éléments et des parasites dans le sang d'un rat, succombant au trypanosome du nagana.

Les globules sanguins ont pris l'éosine.

Les hématoblastes, colorés aussi par l'éosine, montrent une portion centrale colorée en violet, à apparence radiée ; en *b*, se trouve un amas de plaquettes, à côté un élément isolé.

Les noyaux des leucocytes prennent fortement la couleur (violet).

Le parasite est plus trapu que celui du rat (fig. 1): son extrémité postérieure est généralement moins effilée: la membrane ondulante est plus développée, la partie libre du flagelle est beaucoup plus courte et plus épaisse.

Le protoplasma se teint fortement par le bleu ; de plus, il renferme des granulations qui prennent fortement la couleur et sont quelquefois très grosses.

besonders in Süd-Afrika verbreitet und durch eine Art perniciöser Anämie der Ein- und Zweihufer, der Kameele u. s. w. charakterisirt.

Das krankheitserregende Agens wurde von Bruce im Jahre 1894 entdeckt. Es findet sich in mehr oder weniger grosser Menge im Blute, je nach der Thierart und der Krankheitsmethode.

Die Ansteckung geschieht durch Vermittlung der Tse-tsefliege (*Glossina morsitans*).

Die kleinen Säugethiere des Laboratoriums (Ratte, Maus u. s. w.) sind ausserordentlich empfänglich, und ihre Krankheit verläuft sehr rasch. Sie haben im Augenblick des Todes in ihrem Blute häufig eine Menge der Parasiten, welche oft die rothen Blutkörperchen an Anzahl übertreffen.

Sie bilden somit ein ausgezeichnetes Studiumsobject.

Das Blut wird fixirt und gefärbt wie dies beim Trypanosoma der Ratte beschrieben wurde. Doch sind die Nagana-Trypanosomen viel leichter färbbar; es genügt, sie durch 5 Minuten mit der Färbungsflüssigkeit in Berührung zu bringen. Die Tafel zeigt das so erhaltene Resultat im Blute der Ratte.

Sie zeigt die rothen Blutkörperchen (*a*), die Hämatoblasten oder Blutplättchen (*b*), einen polynucleären Leucocyten (*c*) und einen mononucleären (*d*) mit dem Aussehen und der Färbung, wie sie das Laveran'sche Verfahren hervorruft. Die Zahl und die Grösse aller dieser Elemente ist genau so ausgerechnet, dass man eine klare Vorstellung der Proportionen eines jeden einzelnen der Elemente und der Parasiten im Blute einer Ratte bekommt, die durch das Nagana-Trypanosoma getödtet wurde.

Die rothen Blutkörperchen haben die Eosinfärbung angenommen.

Die Hämatoblasten, die auch mit Eosin gefärbt wurden, zeigen eine centrale Partie violett gefärbt mit einer strahlenförmigen Anordnung. Bei *b* befindet sich ein Haufen der Plättchen, an dessen einer Seite ein einzelnes Individuum sich befindet. Der Kern der Leucocyten ist stark violett gefärbt.

Der Parasit ist stärker untersetzt als der der Ratte in Fig. 1. Sein hinterer Theil ist meistens weniger ausgezogen. Die wellige Membran ist mehr entwic-

exists in South Africa and determines a sort of pernicious anemia of the equines, cattle, camels, etc.

The pathogenic agent was discovered by Bruce in 1894. It is found more or less abundant in the blood according to the animal concerned and to the period of the disease.

Contamination is due to the tse-tse fly (*Glossina morsitans*).

The small mammifera used for laboratory work (rats, mice, etc.) are extremely susceptible and the disease acts very rapidly. At the time of death there are often more parasites than corpuscles in the blood.

Blood is fixed and stained as for the rat trypanosoma. The nagana trypanosoma is much easier to stain and five minutes in contact with the dye is quite sufficient.

This plate shows the result obtained with rat's blood. It shows the red corpuscles (*a*), the hematoblast or blood "plaquettes" (*b*), a polynucleated leucocyte (*c*), and a mononucleated leucocyte with the aspect and the colouring produced by Laveran's method. The number and size of all these elements have been calculated so as to give an exact idea of the proportions of each of them and of the parasites found in the blood of a rat dying of nagana trypanosoma.

The blood corpuscles are stained with eosin; the hematoblasts equally stained with eosin show a central part having a radiated appearance stained in violet; *b* is a heap of "plaquettes" and close by is an isolated element. The leucocytes nuclei are deeply stained in violet.

This parasite is more massive than that of the rat (fig. 1); its posterior extremity is generally not so slender, the undulating membrane is better developed, the extremity of the flagellum shorter and thicker.

The protoplasma is deeply stained by blue, it also contains granulations very sensible to staining and which sometimes are very large.

During the whole evolution of the disease, trypanosoma multiplies in the blood. There is not, as it happens for the rat trypanosoma, a period of growth preceding the stage of fission.

Pendant toute la durée de l'évolution de la maladie, le trypanosome se reproduit dans le sang. Il n'y a pas, comme pour le trypanosome du rat, une période de croissance précédant la division.

La figure 2 représente le commencement de la division : un trypanosome avec deux centrosomes, une membrane ondulante divisée sur une grande partie de sa longueur à partir des centrosomes, un noyau en biscuit, se divisant en deux par le mode direct.

Dans les figures 3 et 4, la division du noyau est accomplie, les deux membranes ondulantes ne sont unies qu'au point d'où part le flagelle libre, encore unique.

La figure 5 donne le stade final de la division : les deux flagelles sont complètement séparés et le protoplasma se divise. La division du trypanosome du nagana est donc *longitudinale et subégale.*

Le stade 5 est généralement suivi de séparation complète des deux individus formés ; ce n'est qu'exceptionnellement que chacun d'eux se divise à son tour avant la séparation finale.

Les diverses figures de la planche montrent nettement que tous les trypanosomes du sang d'un animal nagané sont sensiblement de même taille. Cette égalité de taille le différencie bien du trypanosome du rat, très variable comme dimensions.

kelt, der freie Theil der Geissel ist kürzer und dicker.

Das Protoplasma ist stärker blau gefärbt ; es enthält Granulationen, die sich ganz besonders gut färben und manchmal sehr dick sind.

Während der ganzen Dauer der Krankheit vermehrt sich das Trypanosom im Blute. Hier besteht nicht wie beim Ratten-Trypanosom eine Periode des Wachsthums, welche der der Theilung vorangeht.

Die Fig. 2 stellt den Beginn der Theilung eines Trypanosom mit zwei Centrosomen dar, mit einer welligen Membran, die zum grossen Theile der Länge nach vom Centrosom aus getheilt ist, mit einem bisquitförmigen Kern, der sich auf directem Wege in 2 Abschnitte theilt.

In den Fig. 3 und 4 ist die Theilung des Kerns beendigt ; die beiden welligen Membrane haften nur dort noch aneinander, von wo die noch einzige, freie Geissel ihren Ursprung nimmt.

Die Fig. 5 stellt das Endstadium der Theilung dar : die zwei Geisseln sind vollkommen von einander geschieden, und das Protoplasma ist in Theilung begriffen. Die Theilung des Ratten-Trypanosom geschieht somit *der Länge nach und nicht gleichmässig.*

Dem Stadium 5 folgt meist eine vollkommene Theilung der 2 gebildeten Individuen, nur ausnahmsweise theilt sich noch jedes von diesen beiden seinerseits vor der definitiven Theilung.

Die verschiedenen Figuren der Tafel zeigen deutlich, dass alle Trypanosomen aus dem Blute eines Thieres, das die Nagana hat, ungefähr dieselbe Grösse haben. Diese Gleichheit unterscheidet sie eben von dem Trypanosom der Ratte, die in Bezug auf die Grösse Schwankungen unterliegt.

Fig. 2 shows the beginning of fission ; a trypanosoma with two centrosoma, an undulating membrane divided in nearly all its length from the centrosoma upwards, and a nucleus dividing in two.

In fig. 3 and 4 the fission of the nucleus is ended : the two undulating membranes are only united by the region from which starts the still single, free flagellum.

Fig. 5 shows the last stage, the two flagella are entirely separated and the protoplasma is dividing. Fission of nagana trypanosoma is therefore *longitudinal and equal.*

The 5th stage is generally followed by the complete separation of the two newly formed individuals ; it is only exceptionally that these before the final separation begin to divide in their turn.

These different figures clearly show that all the trypanosoma of an animal affected with nagana are of about the same size. This is an important difference with the rat trypanosoma which are of various sizes.